Sujay Patil
Sanjay Chandan

ANQUILOSE DA ATM: Visão geral e seu tratamento cirúrgico

Sujay Patil
Sanjay Chandan

ANQUILOSE DA ATM: Visão geral e seu tratamento cirúrgico

A articulação temporomandibular simplificada

ScienciaScripts

Imprint

Any brand names and product names mentioned in this book are subject to trademark, brand or patent protection and are trademarks or registered trademarks of their respective holders. The use of brand names, product names, common names, trade names, product descriptions etc. even without a particular marking in this work is in no way to be construed to mean that such names may be regarded as unrestricted in respect of trademark and brand protection legislation and could thus be used by anyone.

Cover image: www.ingimage.com

This book is a translation from the original published under ISBN 978-620-2-05195-8.

Publisher:
Sciencia Scripts
is a trademark of
Dodo Books Indian Ocean Ltd. and OmniScriptum S.R.L publishing group

120 High Road, East Finchley, London, N2 9ED, United Kingdom
Str. Armeneasca 28/1, office 1, Chisinau MD-2012, Republic of Moldova, Europe
Printed at: see last page
ISBN: 978-620-7-66728-4

Conteúdo

CAPÍTULO 1. INTRODUÇÃO

A articulação temporomandibular é uma articulação do tipo ginglimodiartróide que permite movimentos de deslizamento e de rotação. As superfícies de articulação da articulação temporomandibular são a "cabeça condilar" da mandíbula e a "fossa glenoide" do osso temporal. O termo "Anquilose da ATM" é a união de duas superfícies articulares da articulação temporomandibular. Esta união pode ser fibrosa ou óssea, dependendo do tecido que leva à imobilidade ou diminuição da mobilidade. Existem vários factores etiológicos que podem causar Anquilose, sendo o trauma o mais comum. Os capítulos que se seguem incluem a anatomia normal da articulação, os factores etiológicos que causam a anquilose da ATM, as suas características clínicas, os instrumentos de diagnóstico e as várias modalidades cirúrgicas de tratamento. Os avanços recentes, como a osteogénese de distração e a correção da anquilose da ATM, que conduzem à correção da apneia obstrutiva do sono induzida pela anquilose da ATM, também são explicados posteriormente.

CAPÍTULO 2. REVISÃO DA LITERATURA

Humphry et al (1856)[2] foi provavelmente o primeiro cirurgião a efetuar uma osteoartrotomia mandibular para anquilose da ATM numa rapariga de 21 anos que não conseguia mastigar devido a uma anquilose da ATM direita.

Hendersen e New (1918)[3] introduziram uma nova abordagem à cirurgia condilar. Na sua técnica, foi efectuada uma incisão em forma de bastão de hóquei sobre o arco zigomático e a subsequente remoção do osso zigomático para entrar na área da articulação através de uma abordagem superior, deixando assim arco zigomático suficiente para evitar a deformidade.

GM Dorrance et al (1938)[4] descreveram a utilização de uma incisão triangular em ângulos rectos para cirurgias da ATM.

Limpert et al (1950)[5] recomendaram a abordagem endaural e sugeriram que esta é possivelmente a abordagem mais segura à fossa glenoide

Dingman e Moorman (1951)[6] relataram uma nova abordagem, um pouco semelhante à segunda abordagem endural de Limpert, cujo principal objetivo era seccionar a fixação fibrosa menor da lâmina do trago no seu aspeto superior e, assim, refletir esta cartilagem anteriormente e para baixo sobre ela.

Stuteville e Lanfranchi (1955)[7] sugeriram o uso do osso metatarsal para a reconstrução da ATM. A cabeça do osso metatarsal foi colocada na fossa glenoide e o eixo foi fixado à mandíbula com pinos de aço inoxidável.

Robert W. Christensen (1955)[8] utilizou uma incisão pré-auricular ligeiramente angulada, da parte superior à parte inferior da orelha, para a correção cirúrgica da anquilose bilateral completa da mandíbula.

M. Franklin Dolwick e David P. Kretzschmar (1982)[9] concluíram que a abordagem pré-auricular oferece um melhor acesso e acarreta um menor risco de complicações pós-operatórias graves quando comparada em 56 doentes.

Ellis et al[10] descobriram que a fratura condilar é a etiologia comum da anquilose da ATM.

Belmiro Cavalcanti do Egito Vasconcelos et al(2009)[1] constataram que a anquilose da ATM está mais comumente associada a trauma (13-100%), infeção local ou sistêmica (1049%) ou doença sistêmica (10%), como espondilite anquilosante, artrite reumatoide e psoríase.

Al kayat e Bramley (1979)[11] descreveram uma abordagem pré-auricular modificada da ATM e do arco malar, considerando os principais ramos dos vasos e nervos. Chamaram a atenção para a perigosa área de fusão da fáscia superficial, a camada superficial da fáscia temporal e o periósteo do arco malar.

Kaban e Bertolam (1981)[12] enfatizaram o papel da tomografia computadorizada no diagnóstico da anquilose da ATM. A TC aumenta a sensibilidade e a fiabilidade no estudo dos tecidos duros e moles da ATM e expõe os pacientes a menos radiação.

Tucker et al (1986)[13] justificaram a utilização de exames de TC para avaliar as hipomobilidades mandibulares. Uma resolução clara dos componentes ósseos e dos tecidos moles de todas as estruturas associadas à ATM e ao processo coronoide proporciona a melhor imagem radiográfica. Além disso, a informação armazenada pode ser reformatada para produzir vistas com diferentes contrastes e planos de orientação.

Aggarwal et al (1990)[14] classificaram a anquilose da ATM com base na morfologia da tomografia computorizada em dois tipos:

Tipo I - O côndilo pode ser identificado apesar de achatado, irregular, esclerosado, parcialmente reabsorvido.

Tipo II - A arquitetura da articulação foi completamente destruída, sem côndilo ou fossa articular reconhecíveis.

Kaban, Perrott e Fischer (1990)[15] conceberam um protocolo de tratamento para a anquilose da ATM que consiste em (1) Ressecção agressiva (2) Coronoidectomia ipsilateral (3) Coronoidectomia contralateral quando necessário (4) Revestimento da ATM com fáscia temporal ou cartilagem (5) Reconstrução do ramo com um enxerto costocondral (6) Fixação rígida e (7) Mobilização precoce e fisioterapia agressiva.

El-labban, Harris, Hopper e Barber (1990)[16] postularam que as alterações musculares degenerativas no temporal e no masseter desempenham provavelmente um papel importante na restrição da abertura da boca e na anquilose da ATM e que algumas destas patologias musculares podem ser o resultado do ambiente neural. A anatomia regular da ATM foi totalmente destruída por um bloco ósseo expandido entre o ramo e a base do crânio. Parte desta patologia muscular pode ser o resultado do ambiente neural.

Pogrel e Kaban (1991)[17] descreveram a abordagem da ATM com retalho bicoronal. Eles opinaram que este retalho proporciona uma excelente abordagem à ATM, particularmente nos casos em que é necessária uma operação bilateral. Também é indicado quando é necessária uma exposição ampla e quando a cirurgia anterior pode dificultar técnicas mais convencionais.

Orhan Guven (2000)[18] comparou materiais de interposição como o espaçador acrílico e a folha de silastic em três grupos. Num dos grupos foi utilizado o espaçador acrílico, noutro grupo foi utilizada a folha de silicone, enquanto no terceiro grupo apenas foi efectuada a artroplastia de fenda.

Pickerill (1942)[19] propôs que a ATM anquilosada deveria ser reconstruída por meio de um enxerto de cartilagem.

Zhou Lei (2002)[20] utilizou cartilagem auricular como interposição de enxerto após cirurgia de anquilose da articulação temporomandibular efectuada em crianças. Sete pacientes com anquilose da ATM foram tratados com artroplastia de interposição de enxerto de cartilagem auricular autóloga. Com 4 a 6 anos de seguimento, a função da ATM foi avaliada, a função da ATM recuperou bem.

No seguimento de 6 anos, não se verificou qualquer recidiva e não se registaram deformações na orelha de onde foi retirada a cartilagem.

Canaday (1945)[21] interpôs um enxerto de derme na linha de osteoartrotomia alta para o tratamento de uma ATM anquilosada.

G. Dimitroulis (2004)[22] efectuou um estudo clínico para averiguar a experiência clínica da utilização de enxertos interposicionais de derme-gordura no tratamento cirúrgico da anquilose da articulação temporomandibular (ATM) em 11 doentes adultos. Cinco dos 11 pacientes apresentavam anquilose óssea, enquanto 6 pacientes apresentavam anquilose fibro-óssea. Dois pacientes apresentavam anquilose bilateral da ATM que também foram tratados com enxertos costocondrais que foram sobrepostos com enxerto de derme-gordura. A abertura interincisal média era de 15,6 mm na apresentação, que melhorou para uma média de 35,7 mm após a cirurgia. Os pacientes foram acompanhados de 2 a 6 anos de pós-operatório (média de 41,5 meses) com apenas 1 re-anquilose identificada entre as 13 articulações tratadas. O seu estudo concluiu que a utilização do enxerto interposicional autógeno de derme-gordura é um procedimento eficaz para a prevenção da re-anquilose até 6 anos após a libertação cirúrgica da ATM.

Longrace e Gilby (1952)[23] compararam enxertos de cartilagem com fáscia temporal/fáscia lata e o acompanhamento indicou que a fáscia tende a ser absorvida gradualmente, enquanto a cartilagem resistiu bem ao trauma do uso contínuo.

Umeda et al (1993)[24] concluíram, após um estudo clínico, radiológico (RMN) e histológico a longo prazo sobre a viabilidade dos retalhos do músculo temporal/fascia em 115 ATM, que o músculo temporal/fascia sobrevive quando é cuidadosamente dissecado e baseado inferiormente para preservar o fornecimento de sangue.

Omura e Fujita (1996)[25] relataram um retalho modificado do músculo temporal e da fáscia para utilização como material de interposição no tratamento da anquilose grave da ATM, em que a fáscia está virada tanto para o côndilo como para a fossa glenoide.

Chossegros et al (1997)[26] compararam o uso de pele, músculo temporal e cartilagem costal homóloga para artroplastia interposicional em anquilose da ATM em 25 pacientes (32 articulações) com pelo menos 3 anos de acompanhamento. Obtiveram-se bons resultados em 92% dos casos com o uso de enxerto de pele de espessura total e 83% dos casos com o retalho de músculo temporal. A cartilagem homóloga deu maus resultados.

Gunaseeian (1997)[27] introduziu uma técnica que utiliza enxerto autógeno, consistindo numa massa anquilótica excisada, recontornada, reimplantada e utilizada para a reconstrução condilar. Quando a massa é ressecada numa só peça, pode ser recontornada para proporcionar uma superfície articular cortical lisa que fornece o comprimento adequado para restaurar a altura do ramo. A técnica apresentada parece ser uma alternativa eficaz e simples ao enxerto costocondral ou a outro método de reconstrução articular em adultos que têm uma anquilose bastante grande da ATM.

Ellen Wen-Ching Ko et al (1999)[28] efectuou um estudo sobre a Reconstrução da Articulação Temporomandibular em Crianças Utilizando Enxertos Costocondrais para descobrir o crescimento pós-operatório da mandíbula após a reconstrução do processo condilar utilizando enxertos costocondrais em crianças. Concluiu que a utilização de enxertos costocondrais para reconstrução da anquilose da ATM em crianças proporciona um côndilo funcional com potencial de crescimento. Entretanto, existe a possibilidade de crescimento excessivo do enxerto, resultando em desvio do mento e prognatismo mandibular anos mais tarde.

L. C. Manganello-Souza e P. B. Marian (2003)[29] compararam o enxerto costocondral e o bloco de silicone num total de 14 pacientes. Os enxertos costocondrais foram utilizados no grupo um (nove pacientes), enquanto a interposição de um bloco de silicone foi realizada no segundo grupo (cinco pacientes). O tempo de seguimento variou de 12 a 53 meses (média de 28,2 meses). Ocorreu um caso de recidiva no primeiro grupo e nenhuma recidiva no segundo grupo. A abertura média da boca a longo prazo em ambos os grupos foi de 32,8 mm.

Speculand et al (2000)[30] efectuaram a substituição protética total da articulação temporomandibular em 62 doentes. Utilizaram o sistema Christensen e o sistema Vitek VK II e verificaram que o sistema Christensen apresentava menos problemas do que o sistema Vitek VK II.

B. Chossegros et al (1999)[31] utilizaram enxerto de pele de espessura total para interposição após cirurgia de anquilose da articulação temporomandibular.

H. Matsuura (2001)[32] realizou um estudo experimental sobre o Efeito da imobilização parcial na reconstrução da anquilose da articulação temporomandibular com um enxerto costocondral autógeno em ovelhas. O objetivo do seu estudo foi mostrar o efeito da imobilização parcial de um enxerto costocondral na reconstrução de uma articulação temporomandibular (ATM) anquilosada em cinco ovelhas adultas. A anquilose foi induzida em todas as ATMs direitas. Aos três meses, um enxerto foi inserido e parcialmente imobilizado. O seu estudo concluiu que a artroplastia de gap para anquilose da ATM não restaurou a ATM funcional e histologicamente ao estado pré-existente.

N. R. Saeed e J. N. Kent (2003)[33] efectuaram um estudo retrospetivo do enxerto costocondral na reconstrução da ATM. Foi realizada uma revisão retrospetiva de 76 enxertos costocondrais (57 pacientes) para determinar o resultado em relação à extensão da cirurgia anterior (nenhuma, cirurgia de disco ou enxerto de tecido mole, disco aloplástico, articulação aloplástica, enxerto anterior) e ao diagnóstico inicial e pré-operatório. Concluiu que, em doentes sem cirurgia prévia, doença artrítica ou deformidade congénita, o enxerto costocondral teve um bom desempenho, mas em doentes com discos aloplásticos e/ou articulações totais anteriores, os resultados foram menos previsíveis.

Ajoy Roychoudhary (1999)[34] efectuou um estudo intitulado Restauração funcional por artroplastia com fenda na anquilose da articulação temporomandibular em 50 doentes. O objetivo do seu estudo era determinar a causa da anquilose temporomandibular e os resultados a longo prazo da artroplastia de fenda com coronoidectomia seguida de exercícios maxilares no pós-operatório imediato como tratamento da doença.

Peter Donkor (2006)[35] efectuou um estudo sobre a ostectomia intra-articular do ramo combinada com enxerto costocondral para o tratamento da anquilose recorrente da mandíbula. Concluiu que a técnica não requer a exposição da articulação anquilosada propriamente dita, mas cria uma articulação falsa e funcional a um nível inferior. Permite também o alongamento e o avanço da mandíbula

S. M. Balaji (2003)[36] introduziu a ancoragem temporal modificada na reanquilose craniomandibular. Realizou um estudo sobre os resultados clínicos e a longo prazo do enxerto costocondral e da interposição de retalho do músculo temporal com ancoragem submandibular no tratamento da reanquilose da ATM. Trinta e um pacientes, 9 crianças e 22 adultos, com recorrência de anquilose após artroplastia de gap.

Krishna Rao et al (2004)[37] realizaram um estudo para descobrir o papel da artroplastia simultânea do gap e da osteogénese de distração no tratamento da anquilose da articulação temporo-mandibular com deformidade mandibular em crianças. Concluiu que a osteogénese de distração é um dos métodos mais utilizados para o alongamento mandibular e é o melhor para ser utilizado em pacientes com dentição mista. Foi utilizada na região da cabeça e pescoço depois de ter sido amplamente utilizada pelos ortopedistas para o alongamento de ossos longos.

P. J. van Strrjen et al (2000)[38] descobriram as possibilidades da osteogénese de distração para corrigir a hipoplasia mandibular. O tempo de latência foi de seis dias e o período de estabilização de seis semanas. Em todos os casos, o alongamento planeado da mandíbula e a oclusão de classe 1 foram alcançados.

Hongbo Yu et al (2009)[39] realizaram simultaneamente artroplastia de gap e osteogénese de distração (DO) no tratamento da anquilose unilateral da articulação temporomandibular (ATM) em pacientes com micrognatia. A assimetria facial foi corrigida e oclusões satisfatórias foram alcançadas com o auxílio de tratamento ortodôntico pós-operatório. **Hong Yong Long et al (2002)**[40] descreveram o uso de enxertos autógenos do processo coronoide para alongar o ramo em pacientes com anquilose de longa data da articulação temporomandibular (ATM) e retrognatismo mandibular grave.

Lindsey R. Douglas et al (2000)[41] fizeram osteogénese de distração mandibular intra-oral num paciente com micrognatia grave secundária a anquilose da ATM utilizando um dente e um dispositivo ancorado ao osso. A DO do osso não só tratou o problema do ramo, mas também a histogénese de distração abordou o problema da atrofia e hipoplasia do envelope de tecido mole de uma forma menos invasiva.

G. R. J. Swennen et al (2005)[42] apresentaram um novo método de avaliação objetiva da distração regenerada utilizando a tomografia computorizada quantitativa tridimensional 3D-CT.

P. Kessler (2005)[43] realizou osteogénese de distração em animais para descobrir os efeitos das forças de distração e da frequência de distração na regeneração óssea.

Leonard B. Kaban et al (2009)[44] apresentou outro protocolo que inclui a osteogénese de distração em 2009. Utilizou a osteogénese de distração para reconstruir a unidade do côndilo do ramo. A mobilização começa no dia da operação, ao passo que nos pacientes submetidos a reconstrução com enxerto costocondral, a mobilização começa após 10 dias de fixação maxilomandibular.

G C Rajkumar et al (2011)[45] utilizaram um dispositivo extra-oral para obter uma distração superior a 20 mm e para ultrapassar as limitações dos dispositivos intra-orais. O seu estudo concluiu que a osteogénese de distração é o tratamento de eleição para a reconstrução da articulação temporomandibular e o avanço linear anterior da mandíbula hipoplásica, na qual o avanço mandibular é muito difícil de alcançar através dos procedimentos de osteotomia convencionais. A taxa de recidiva ao longo de um período de 5 anos é muito reduzida.

Hillel D. Ephros et al (2010)[46] explicaram que o vácuo virtual na inspiração promove um maior colapso da via aérea superior, que frequentemente tem um tónus fraco em doentes que ressonam ou têm apneia obstrutiva do sono devido a traumas vibratórios repetidos.

Katsnelson A et al (2012)[47] compararam os doentes submetidos a artroplastia com fenda com os doentes submetidos a ressecção de anquilose e reconstrução da unidade ramo-côndilo com um enxerto costocondral, que apresentam uma melhor amplitude de movimento mandibular no pós-operatório. Descobriram que os pacientes submetidos a artroplastia com fenda tinham uma abertura incisal máxima significativamente maior do que os pacientes submetidos a ressecção de anquilose e reconstrução da unidade ramo-côndilo.

Neelam Andrade e Kanchan R. Raikar (2009)[48] introduziram uma técnica cirúrgica modificada para o tratamento de pacientes com Apneia Obstrutiva do Sono induzida por Anquilose da ATM devido a micrognatia. Explicou a importância da osteogénese de distração antes da libertação da ATM em pacientes com anquilose e AOS e explicou um novo protocolo cirúrgico de 2 fases

CAPÍTULO 3. ANATOMIA

A articulação temporomandibular (ATM) (Fig. 1.) é composta pelo osso temporal e pela mandíbula, bem como por uma estrutura fibrosa densa especializada, o disco articular, vários ligamentos e numerosos músculos associados. (Fig. 2 e 3)

Anatomicamente, a ATM é uma articulação diartróide, ou seja, uma articulação descontínua de dois ossos que permite uma liberdade de movimentos ditada pelos músculos associados e limitada pelos ligamentos (Fig. 4). A sua cápsula de tecido conjuntivo fibroso é bem inervada e bem vascularizada e está firmemente ligada aos ossos nos bordos das suas superfícies de articulação. É também uma articulação sinovial, revestida na sua face interna por uma membrana sinovial, que segrega líquido sinovial. O líquido actua como um lubrificante articular e supre as necessidades metabólicas e nutricionais da articulação temporomandibular não vascularizada.

A articulação temporomandibular é única por ter um movimento não só controlado pela morfologia da articulação, mas também pela dentição na outra extremidade do sistema de alavanca. O disco articular divide a articulação em dois compartimentos. O compartimento inferior permite o movimento de dobradiça ou rotação e, por isso, é chamado de gengivóide. O compartimento superior permite movimentos de deslizamento (ou translação) e é por isso designado por artrodial. Por conseguinte, a articulação temporomandibular como um todo pode ser designada por ginglymoarthrodial.

Estruturas ósseas:-

A porção articular do osso temporal é composta por três partes.

A maior é a fossa articular ou mandibular, uma estrutura côncava que se estende desde a vertente posterior da eminência articular até ao processo pós-glenoide, que é uma crista entre a fossa e o meato acústico externo. A superfície da fossa articular é fina e pode ser translúcida num crânio seco. Esta não é uma área de grande tensão. A segunda porção, a eminência articular, é uma proeminência óssea transversal que é contínua ao longo da superfície articular mediolateralmente. A eminência articular é geralmente espessa e serve como um componente funcional importante da ATM. A eminência articular distingue-se do tubérculo articular, um processo não articulado no aspeto lateral da raiz zigomática do osso temporal, que serve como ponto de fixação dos ligamentos colaterais. A terceira porção da superfície articular do osso temporal é o plano pré-glenoide, uma área achatada anterior à eminência.

Estruturas articulares internas:

A mandíbula é um osso em forma de U que se articula com o osso temporal através da superfície articular dos seus côndilos, estruturas emparelhadas que formam um ângulo de aproximadamente 145° a 160° entre si. O côndilo mandibular tem aproximadamente 15 a 20 mm de largura e 8 a 10 mm de dimensão anteroposterior. O côndilo (Fig. 5) tende a ser arredondado mediolateralmente e convexo anteroposteriormente. No seu aspeto medial, imediatamente abaixo da sua superfície articular, existe uma depressão proeminente, a fóvea pterigoide, que é o local de fixação do músculo pterigoide lateral. 49

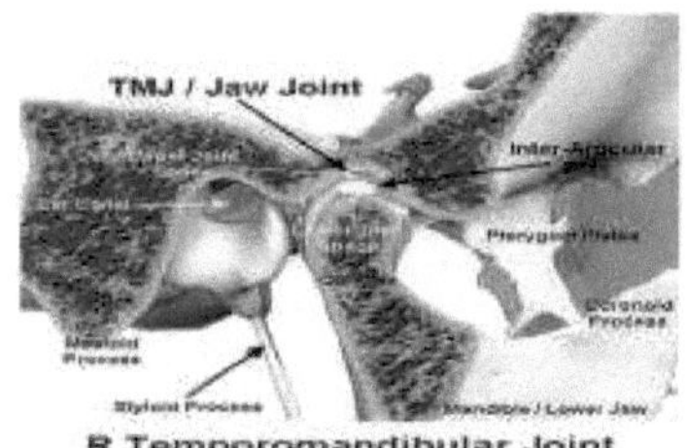

Figura 1

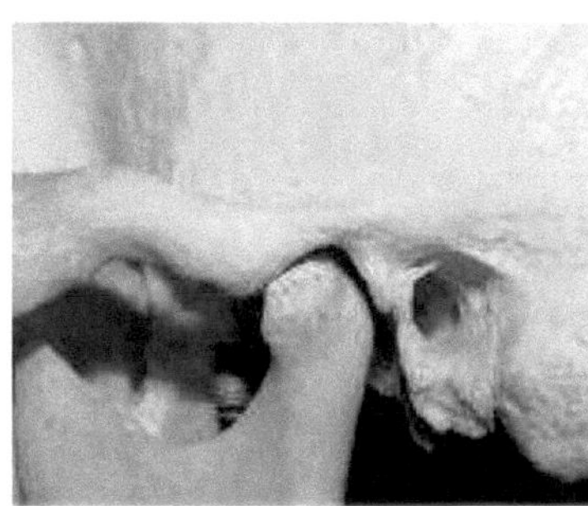

Fig 2: Left Temporomandibular joint viewed from the Sagittal aspect

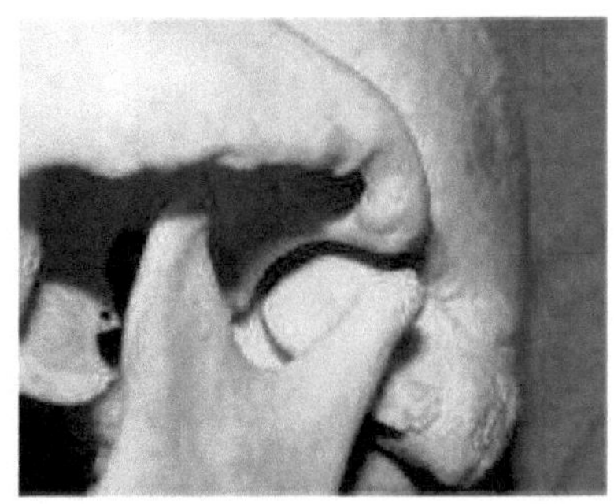

Fig 3: Oblique/Coronal aspect

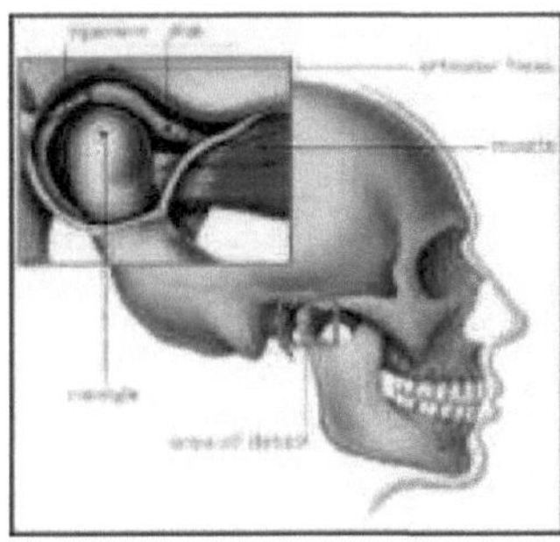

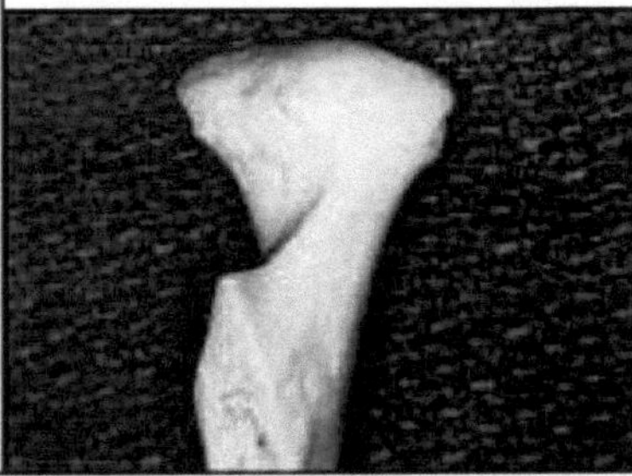

Fig. 4

Fig. 5: The Mandibular condyle

<u>**Classificação:-**</u>

A) Estruturais:

a) Simples - Dois ossos, nomeadamente a mandíbula e o osso temporal, participam na formação da articulação temporomandibular.

b) Complexo - A cavidade articular é separada pelo disco articular em compartimentos meniscotemporal superior e meniscomandibular inferior

c) Côndilo - Os côndilos esquerdo e direito formam uma articulação bicondilar.

d) Multiaxial - Protracção, retração, elevação, depressão e movimentos lado a lado

e) Em forma de sela - As superfícies são convexas e côncavas

f) Sinovial atípica - As superfícies articulares da cabeça do côndilo estão cobertas por cartilagem hialina.

B) FUNCIONAL:

Articulação diartroidal: Tem dois componentes - o côndilo mandibular inferiormente e a eminência articular e a fossa glenoide do osso temporal superiormente.

A articulação temporomandibular é composta basicamente pelos seguintes componentes.

1. Côndilo da mandíbula

2. Fossa glenoide

3. Cápsula

4. Cartilagem e sinóvia

5. Disco articular

6. Ligamentos

1. Condyle

A parte articular da mandíbula é um processo condilar ovoide (cabeça) com um colo mandibular estreito. É largo lateralmente e mais estreito medialmente. A dimensão mediolateral varia entre 13 e 25 mm e a largura anteroposterior varia entre 5,5 e 16 mm. O longo eixo de cada cabeça está inclinado para trás e medialmente, de modo que uma linha traçada através do eixo de uma cabeça encontraria o da outra num ângulo de 145° a 160° virado para a frente. Na sua face anteromedial, também muito abaixo da demarcação da superfície articular, encontra-se uma depressão proeminente, a "fóvea pterigoide", para a fixação do pterigoide lateral.

A maioria dos côndilos humanos (58%) é ligeiramente convexa superiormente, com um raio de curvatura maior do que a distância entre os pólos medial e lateral. 25% dos côndilos podem ser planos superiormente e aproximadamente 12% têm forma pontiaguda ou angular e 3% têm forma bulbosa ou arredondada. A superfície da eminência articular que mais se aproxima do côndilo é consistentemente congruente com a superfície do côndilo. Os dois côndilos de um doente podem ser assimétricos. A combinação de um côndilo plano de um lado com um côndilo convexo do outro lado é a mais comum. A parte articular do côndilo é coberta por tecido fibrocartilaginoso e não por cartilagem hialina, como na maioria das outras articulações do corpo humano.

2. Fossa glenoide

É o componente craniano da ATM, constituído pela eminência articular na sua parte anterior e pelo tubérculo pós-glenoide na sua parte posterior. A eminência articular é uma pequena proeminência no arco zigomático, fortemente convexa no sentido anteroposterior e côncava no sentido mediolateral. O tubérculo pós-glenoide separa lateralmente a fossa articular da placa timpânica, que separa a ATM da parte óssea do canal auditivo externo. O teto da fossa glenoide cria a partição entre a fossa craniana média e a articulação.

3. Cápsula da ATM

A cápsula da ATM é uma fina manga de tecido fibroso que envolve completamente a articulação. É uma cápsula em forma de funil, que se funde com o periósteo do colo do côndilo e envolve o menisco. Está ligada anteriormente à borda anterior da eminência articular e posteriormente ao lábio da fissura escamotímpano e à superfície anterior do processo pós-glenoide, bem como à circunferência da superfície articular craniana e, por baixo, ao colo do côndilo, tanto no aspeto lateral como no medial. No interior desta cápsula de tecido fibroso, existe um revestimento de membrana sinovial sedosa.

A função da cápsula é resistir às forças mediais, laterais e inferiores, mantendo assim a articulação unida. Oferece resistência ao movimento da articulação apenas na amplitude extrema do movimento

4. Cartilagem e sinóvia

A superfície articular tanto do osso temporal como do côndilo é coberta por fibrocartilagem articular densa, um tecido conjuntivo fibroso (Fig. 7). Esta fibrocartilagem tem a capacidade de se regenerar e de se remodelar sob stress funcional. Na profundidade da fibrocartilagem no côndilo existe uma zona proliferativa de células que pode desenvolver-se num tecido cartilaginoso ou ósseo. A maioria das alterações resultantes da função são observadas nesta camada.

A membrana sinovial, que reveste o ligamento capsular, é um tecido vascular fino, liso e ricamente inervado, sem epitélio. O líquido sinovial é produzido por células sinoviais de aspeto indiferenciado.

Conteúdo do líquido sinovial.

- Ácido hialurónico - confere viscosidade

- Albumina e globulina

- Fosfatase alcalina produzida pelos condrócitos

- Leucócitos< 200/mm cúbico

<u>Funções do líquido sinovial</u>

1. Lubrificação da articulação

2. Fagocitose dos detritos particulados

3. Nutrição da cartilagem articular.

4. Protege a cartilagem articular e ajuda na estabilização da articulação.

5. Contribui para a remodelação progressiva da articulação.

5. Disco articular

O disco articular (Fig. 7 e Fig. 8) é uma placa fibrosa, firme e aproximadamente oval, com o seu eixo longo orientado transversalmente. Encontra-se na parte anterior do espaço articular, posicionado entre o côndilo mandibular e a fossa articular. A banda central é mais fina do que as bandas anterior e posterior.

Espessura

> A banda anterior é superior a 2 mm

>A banda central tem mais de 1 mm

> A banda posterior é superior a 3 mm

Anteriormente o disco continua como anexo anterior e está fundido à cápsula da ATM. Posteriormente, o disco continua como anexo posterior ou ZONA BILAMINAR

Funções do disco articular:

> Para absorver os choques e resistir às forças de estiramento e compressão, as fibras de colagénio são submetidas a tensões de tração. Estas tensões dispersam-se pela rede de colagénio e, consequentemente, reduzem

> A lâmina retrodiscal superior actua como uma restrição ao movimento do disco em movimentos de translação extremos

> A lâmina retrodiscal inferior actua como um ligamento de controlo para evitar a rotação extrema do disco sobre o côndilo em movimentos de rotação.

6. Ligamentos da ATM (Fig. 9)

Composto por colagénio, actua predominantemente como restrição ao movimento do côndilo e do disco.

Tipos de ligamentos São de 2 tipos principais

1. Ligamentos funcionais>

Ligamento colateral

> Ligamento capsular

> Ligamento temporomandibular

2. Ligamentos acessórios>

Ligamento esfenomandibular

3. > Ligamento estilomandibular

Ligamento colateral:

Estruturas curtas emparelhadas que ligam o disco aos pólos lateral e medial de cada côndilo.

Função -

> Restringir o movimento do disco para longe do côndilo, permitindo assim um movimento síncrono suave do complexo disco-côndilo

> Permitem a rotação do côndilo em relação ao disco, a sua fixação firme obriga o disco a acompanhar o côndilo através da sua amplitude de movimento de translação

Ligamento capsular:

Abrange cada junta de ligação -

> Acima, ao longo da borda da fossa mandibular e da eminência articular.

> Abaixo do colo do côndilo, ao longo do bordo da faceta articular

> Envolve o espaço articular e o disco antero-posteriormente, bem como medio-lateralmente, onde se funde com o ligamento colateral.

Ligamentos acessórios Ligamento esfenomandibular:

> Surge da coluna vertebral do osso esfenoide e corre para baixo e para fora em forma de leque para se inserir na língula da mandíbula.

> É o remanescente da cartilagem de meckels

> Trata-se de uma fina camada de tecido conjuntivo que protege os vasos sanguíneos e o nervo que passa através do forame mandibular de tensões adicionais durante a abertura e o fecho da mandíbula.

> É passivo durante os movimentos da mandíbula.

> É um marco importante durante a cirurgia, uma vez que a artéria maxilar interna e o nervo auriculotemporal se encontram entre este ligamento e o colo da mandíbula.

> É uma estrutura crítica para o sucesso da anestesia de bloqueio do nervo alveolar inferior. Forma uma parede impenetrável medialmente ao forame mandibular através da sua inserção alargada abaixo do forame e, por conseguinte, mantém o fluido anestésico concentrado contra o nervo à medida que este entra no forame e impede que o fluido se dissipe nos tecidos moles adjacentes.

Ligamento estilomandibular

> Uma camada reforçada de fáscia cervical que se estende do processo estiloide e do músculo estilo-hióideo até ao ângulo da mandíbula.

> Relaxado quando os maxilares estão fechados e tenso apenas quando a mandíbula está a ser projectada ao máximo. Assim, presume-se que pode limitar os movimentos protrusivos excessivos.

> É um ponto de referência cirúrgico preciso para localizar, expor e ligar a ACE (artéria carótida externa) na fossa retromandibular.

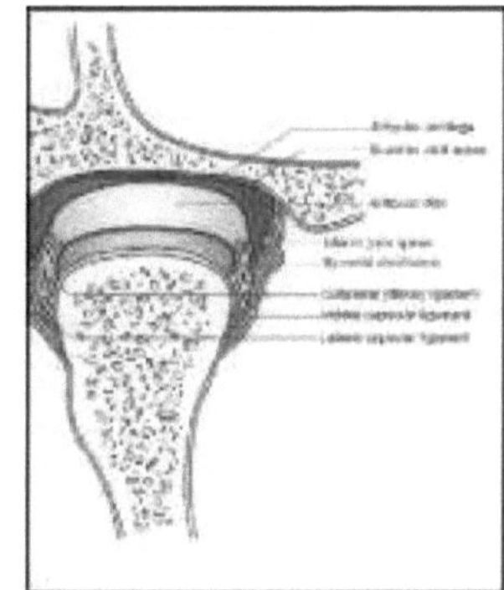

Fig. 7

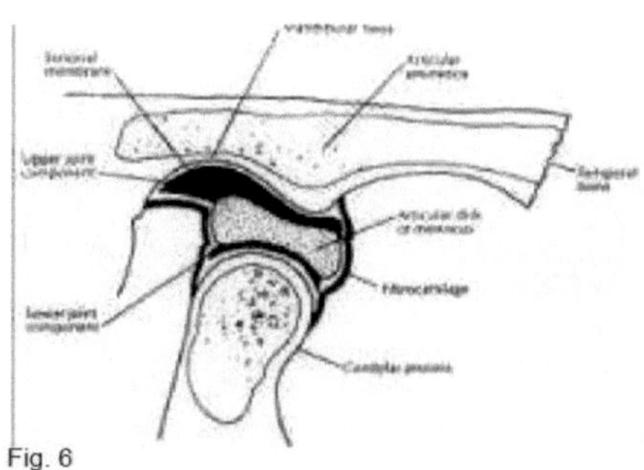

> Fig. 6

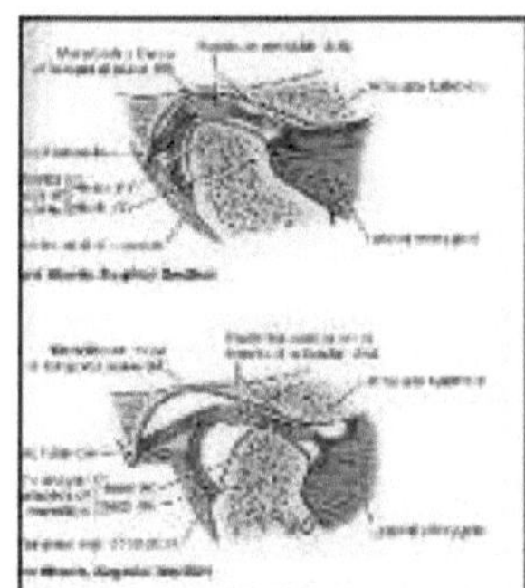

> Fig. 8

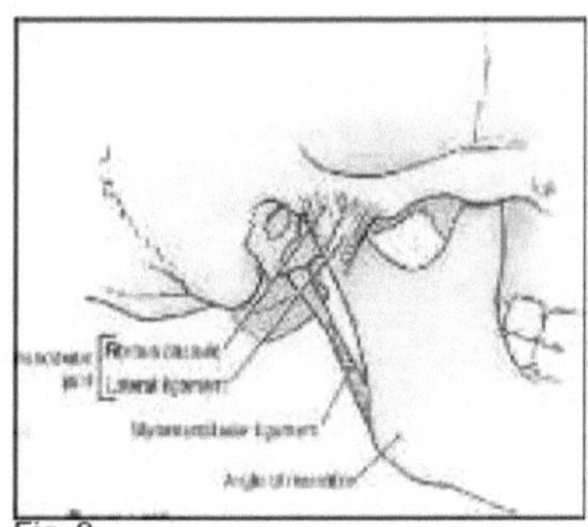

Fig. 9

CAPÍTULO 4 DEFINIÇÃO E CLASSIFICAÇÃO

Definição:

O termo anquilose deriva da palavra grega que significa o enrijecimento de uma articulação em resultado de um processo de doença, com fusão fibrosa ou óssea através da articulação.

Classificação da anquilose :

1. Anquilose falsa ou anquilose verdadeira

ANQUILOSE VERDADEIRA - União das duas superfícies articulares da articulação temporomandibular com tecido ósseo, levando à imobilidade ou diminuição da mobilidade.

FALSO/ PSEUDO ANQUILOSE - É uma interferência na mobilidade da articulação devido a aderências fibrosas no interior da articulação ou a uma causa extra-articular - designada por anquilose fibrosa

2. Extra-articular ou Intra-articular

Foram descritos tipos extra-articulares ou intra-articulares de anquilose da ATM, dependendo principalmente do local anatómico da fusão ou união. A anquilose intra-articular indica a união entre as superfícies articulares da ATM, enquanto a anquilose extra-articular resulta de lesões envolvendo estruturas extra-articulares.

3. Fibrosa ou óssea

A fusão ou união das superfícies articulares da cabeça do côndilo com a fossa glenoide pode ser fibrosa ou óssea, dependendo da natureza do tecido

4. Unilateral ou bilateral

5. Parcial ou total[50]

Tipo I - Aderências fibrosas no interior ou em redor do deslizamento condilar com restrição articular

Tipo II - Formação de uma ponte óssea entre o côndilo e a fossa glenoide.

Tipo III - O colo do côndilo está completamente anquilosado à fossa.

Classificação da anquilose da ATM por Sawhney (1986)

Tipo I: A cabeça do côndilo é achatada ou deformada ou está muito próxima da superfície articular superior. Existem aderências fibrosas densas à volta da articulação, impossibilitando o movimento (Fig. 10).

Tipo II: A cabeça está achatada, mas ainda é distinguível e está muito próxima da superfície articular. Não há envolvimento da incisura sigmoide e do processo coronoide (Fig. 11).

Tipo III: Um bloco ósseo que atravessa o ramo e o arco zigomático. Medialmente ainda se encontra um fragmento atrófico deslocado da antiga cabeça do côndilo. Observa-se o alongamento do processo coronoide (Fig. 12)

Tipo IV: A anatomia normal da ATM é totalmente destruída pelo bloqueio ósseo completo entre o ramo e a base do crânio (Fig.13).

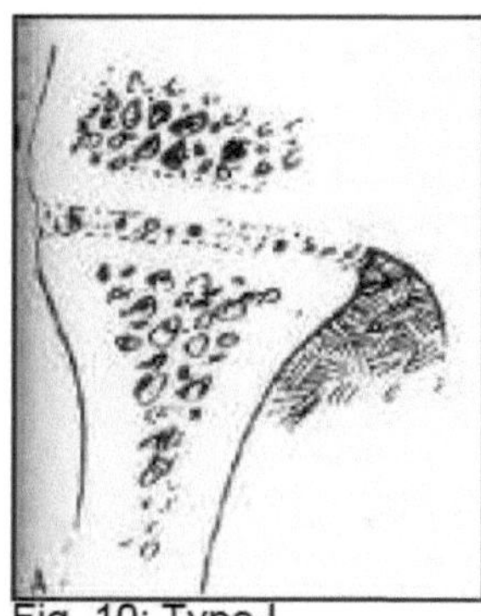
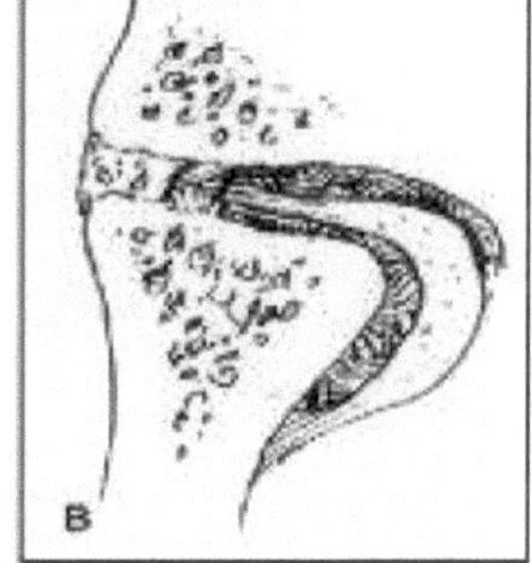

Fig. 10: Type I

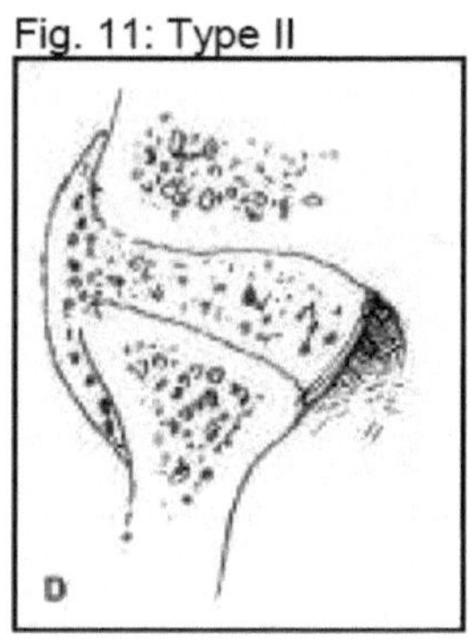

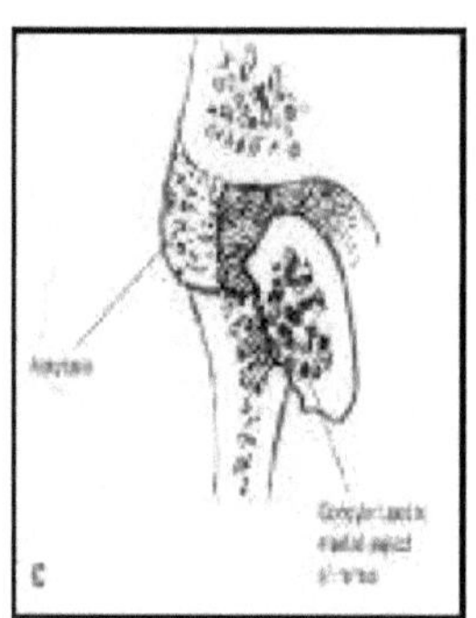

Fig. 12: Type III   Fig.13:TypeIV

Classificação de Joram Raveh:

Classe I: Tecido ósseo anquilótico limitado ao processo condilar e à fossa articular.

Classe II: A massa óssea estende-se para fora da fossa envolvendo o aspeto medial da base do crânio até aos vasos jugulares carotídeos.

Classe III: Extensão e penetração da fossa craniana média.

Classe IV: Combinação de classes

II e classe III.

Com base na etiologia:

1. Traumático

a. Congénita

(Forcep delivery)

b. Infância

trauma

c. Trauma na idade adulta

Ou

Também pode ser

i. Ósseo **Bilateral**

ii. Fibro-

A

Unilateral

ósseo *J*

iii. Fibrosas

iv. Cartilagem

inoso ou

osteocartila

gimoso

2. Artrite supurativa

3. Artropatia supurativa

a. Artrite reumatoide

b. Artrite psoriática + terapia com hidrocortisona

c. Espondilite anquilosante + terapia com hidrocortisona

4. Outros

a. Esclerodermia

b. Cirurgias da ATM

c. Irradiação

d. Idiopático

e. Osteocondromas

Etiologia:

(a) Trauma:	- Congénita
	- No nascimento, parto com fórceps
	- Hemartrose (Trauma direto/indireto)
	- Fracturas condilares: - Intracapsulares
	- Extra capsular
	- Fratura da fossa glenoide (rara)
(b) Infecções:	- Otite média
	- Parotidite
	- Tonsilite
	- Furúnculo
	- Abcesso à volta da articulação
	- Osteomielite da articulação
	- Actinomicose
(c) Inflamação:	- Artrite reumatoide
	- Osteoartrite
	- Artrite séptica - disseminação hematogénica
	- Doença de Still
	- Espondilite anquilosante
	- Doença de Marie-Strumpell
	- Artrite psoriática
(d): Doenças sistémicas:	- Varíola
(Causas Raras)	- Poliartrite

- Sarampo

- Febre escarlate

- Tifoide

- Artrite gonocócica

- Esclerodermia

- Beribéri

(f) Outras causas: - Côndilo bífido

- Trismo prolongado

- Imobilização prolongada

O trauma é a etiologia mais comum para o desenvolvimento de anquilose, especialmente em bebés e crianças em crescimento. De acordo com Ellis, as fracturas condilares são a principal causa de anquilose, especialmente as fracturas do colo do côndilo[52] . O traumatismo do mento com força direccionada para os côndilos resulta numa gama de diferentes graus de insulto na região condilar.

Os outros factores e variáveis que determinam o desenvolvimento de uma anquilose da ATM após um traumatismo do queixo são :

1. Grau de insulto realizado na articulação.

2. Quantidade de hemorragia no espaço articular.

3. Quantidade de destruição óssea.

4. Graus de rotura meniscal.

5. Idade do paciente.

6. Movimentos activos da mandíbula após o traumatismo.

7. Anatomia da cabeça do côndilo e da fossa articular.

8. Atraso no tratamento.

Secundária à artrite:

A artrite da ATM pode ser traumática, degenerativa, reumatoide ou infecciosa. A artrite infecciosa é a menos comum. Deve ser reconhecida e tratada prontamente para evitar a destruição e consolidação da articulação com subsequente anquilose.

Os organismos podem atingir a articulação através da instrumentação de

- Ferida lacerada.

- Através da corrente sanguínea

- Por extensão direta a partir da infeção de estruturas vizinhas.

- Por traumatismo.

Embora qualquer organismo possa causar artrite infecciosa, esta é geralmente causada por estafilococos, estreptococos e, ocasionalmente, gonococos.

Etiopatogénese da anquilose da ATM:

O trauma tem sido citado como a causa mais comum para o desenvolvimento de anquilose da ATM. Um insulto que leva à anquilose pode ocorrer logo no nascimento, durante um parto traumático ou com fórceps. Raros casos podem ser verdadeiramente congénitos. A incidência destes casos causados por traumatismo seguido de infeção diminuiu nos últimos tempos devido ao desenvolvimento de melhores antibióticos.

A anquilose da ATM está mais frequentemente associada a trauma (13-100%), infeção local ou sistémica (10-49%) ou doença sistémica (10%), como espondilite anquilosante, artrite reumatoide e psoríase. A anquilose também pode ocorrer como resultado de cirurgia da ATM[1] .

A discussão de Topazian sobre a etiologia da anquilose da ATM mostra que 49% foram causadas por infeção, 31% por trauma e o restante era desconhecido num estudo [51]. Já em 1978, Laskin tinha delineado vários factores que podem estar implicados na génese da anquilose após trauma na mandíbula[53] .

- **Idade do doente:** Os doentes mais jovens têm um potencial osteogénico e uma rapidez de reparação significativamente maiores. As diferenças anatómicas na região condilar das crianças podem predispô-las a uma maior proporção de fracturas condilares bilaterais com maior probabilidade de cominuição e deslocamento medial mais frequente da cabeça condilar com maior potencial para fracturas da fossa glenoide. A cápsula articular não está tão bem desenvolvida nos doentes mais jovens, permitindo assim uma deslocação mais fácil do côndilo para fora da fossa e, consequentemente, danos no disco. Finalmente, há uma maior tendência para a imobilização prolongada e auto-imposta da mandíbula pós-traumática em crianças.

• **Gravidade do trauma:** A presença de um grande hematoma intra-capsular parece ter um significado menor; no entanto, o grau de trauma influencia a extensão do dano ao côndilo, disco e fossa, bem como o grau de deslocamento do côndilo.

• **Local da fratura:** As lesões intracapsulares têm uma maior propensão para a anquilose. Rowe explicou que o côndilo numa pessoa mais jovem está mal adaptado para absorver uma lesão por esmagamento dirigida ao longo do seu longo eixo e que tal lesão tende a abrir o côndilo, causando hemartrose grave e forçando múltiplos fragmentos de natureza altamente osteogénica nos tecidos circundantes[54].

• **Duração da imobilização:** Laskin observa que, embora as tentativas experimentais de criar anquilose artificialmente através do prolongamento do período de fixação tenham sido infrutíferas, este facto não nega o seu papel como agente etiológico da experiência clínica.

- **O disco articular:** O contacto direto entre um côndilo cominuído e a fossa glenoide, devido a um menisco deslocado ou rasgado, é o fator chave no desenvolvimento da anquilose. Em ambos os casos, a imobilização mecânica prolongada ou a imobilização muscular podem promover a osteogénese.

CAPÍTULO 6. CARACTERÍSTICAS CLÍNICAS

As manifestações clínicas variam consoante:

(a) Gravidade da anquilose,

(b) Tempo de início da anquilose, e

(c) Duração.

Envolvimento precoce das articulações - menos de 15 anos: Deformidade facial grave e perda de função.

Envolvimento posterior das articulações após os 15 anos de idade: Deformidade facial marginal ou nula, mas perda funcional grave. Por outro lado, os doentes nos quais a anquilose se desenvolve após a conclusão do crescimento completo não apresentam deformidade facial.

Anquilose unilateral

- Assimetria facial evidente.

- Desvio da mandíbula e do queixo no lado afetado. O queixo é recuado com mandíbula hipoplásica no lado afetado.

- Redondeza e plenitude do rosto no lado afetado. Aparência da planura e do alongamento no lado não afetado.

- O bordo inferior da mandíbula no lado afetado tem uma concavidade que termina num entalhe antegonial bem definido.

- A abertura interincisal varia consoante se trate de uma anquilose fibrosa ou óssea. Os movimentos condilares estão ausentes no lado afetado

- Pode ser observada mordida cruzada. Má oclusão de Classe II no lado afetado

- Mordedura cruzada posterior unilateral no lado ipsilateral.

Anquilose bilateral

- A incapacidade de abrir a boca progride através da diminuição gradual da abertura interincisal. A mandíbula é simétrica mas micrognática.

- O doente desenvolve uma deformidade típica da cara de pássaro com queixo recuado.

- O ângulo queixo pescoço pode ser reduzido ou quase completamente ausente.

- A incisura antegonial é bem definida bilateralmente.

- A má oclusão de classe II pode ser notada.

- Os incisivos superiores são frequentemente protrusivos com mordida aberta anterior. A maxila pode ser estreita.

- A abertura oral será inferior a 5 mm ou, muitas vezes, a abertura oral é nula.

- A má oclusão grave, o apinhamento podem ser vistos e muitos dentes impactados podem ser encontrados nas radiografias.

- Além disso, existem efeitos secundários nos tecidos moles circundantes, tais como

- Funda pterigo-massetérica encurtada e ligamentos que ligam a mandíbula à base do crânio,

- Hipertrofia do músculo temporal,

- Hipertrofia do processo coronoide,

- Hipertrofia dos grupos musculares supra-hióideos.

Pode ocorrer um estreitamento da via aérea orofaríngea devido ao encurtamento dos ramos mandibulares e ao estreitamento do espaço entre os ângulos mandibulares[55].

Além disso, os doentes com anquilose da ATM têm apneia obstrutiva do sono. O tamanho reduzido da mandíbula e a sua posição retruída provocam a deslocação da língua e a redução concomitante da via aérea orofaríngea, podendo levar à obstrução da via aérea superior e induzir a apneia obstrutiva do sono[48].

DIAGNÓSTICO

Ao conhecer as características clínicas e os factores etiológicos, o diagnóstico pode ser feito em conformidade, como :

1. História de lesão ou infeção dos maxilares.

2. Incapacidade de abrir a boca ou limitação acentuada.

3. Ligeiro movimento do côndilo do lado não envolvido.

4. Ligeiro movimento devido a uma mola do tecido fibro-ósseo do lado afetado; no caso bilateral, o movimento pode ser impossível.

5. Assimetria da face e das zonas adjacentes à ATM.

6. Achatamento da face do lado não afetado.

7. Deslocação da sínfise na doença unilateral para o lado afetado.

8. Oclusão normal dos dentes no lado não envolvido com apinhamento e oclusão mesial no lado envolvido.

9. Diminuição do ramo vertical e horizontal da mandíbula no lado afetado.

10. Entalhe antigonial profundo no lado afetado.

11. Espaço articular ou radiografia diminuído ou quase ausente com uma proliferação e aumento da densidade do osso na área da articulação. O diagnóstico depende de um exame clínico cuidadoso e de meios auxiliares de diagnóstico. A anquilose deve ser diferenciada do trismo, que é mais agudo, e uma anquilose estabelecida é uma perturbação crónica da hipomobilidade.

1º passo é obter um historial claro e completo. Qualquer história ou trauma no queixo durante a infância ou qualquer história de infeção, etc., deve ser especificamente solicitada. Além disso, no caso de uma história positiva, a investigação para descobrir a duração da imobilidade do doente também fornecerá informações cruciais para o diagnóstico definitivo de uma anquilose estabelecida.

A história é seguida de um exame clínico definitivo do doente para detetar os sinais absolutos observados na anquilose. O mais comum é a restrição dos movimentos da mandíbula. Nas crianças, pode haver uma proeminência óssea na região da articulação temporomandibular afetada.

O local e a extensão da anquilose têm de ser claramente definidos antes da conclusão do tratamento. Um exame radiográfico adequado inclui vistas de rotina, tais como

OPG, cefalograma lateral, projeção de Towne e radiografias transfaríngeas. Ao localizar as extensões, é frequentemente importante e difícil determinar a extensão medial do inchaço. A avaliação exacta da extensão influenciará a extensão da cirurgia, pelo que é importante para o planeamento cirúrgico.

CAPÍTULO 7. INQUÉRITOS

Investigações necessárias:

1. OPG

2. Tomografia computorizada

3. Cefalograma lateral

4. PA mandíbula

5. Vista transfaríngea

6. Vista transcraniana

1. OPG:

A OPG pode demonstrar uma obliteração nebulosa à volta das articulações envolvidas. O entalhe ou entalhes antegoniais proeminentes são vistos claramente, assim como a condição da dentição. Pode observar-se um coronoide relativamente volumoso com um entalhe sigmoide pouco profundo.

2. Tomografia computorizada

A tomografia computorizada (TC) de uma articulação anquilosada nos planos sagital, coronal e axial é útil para o diagnóstico. A extensão medial da massa óssea, a densidade desta massa e a espessura do osso temporal na zona da glenoide podem ser apreciadas. A vasculatura aberrante é difícil de interpretar, a menos que sejam utilizados estudos angiográficos com contraste em conjunto. O aspeto típico de uma massa anquilótica na vista coronal de uma TAC pode ser descrito como "em forma de cogumelo". A TAC também pode diferenciar claramente quaisquer contribuições extra-articulares para a anquilose.

Os sistemas de navegação baseados em dados de TAC, como os utilizados em determinados procedimentos neurológicos ou otorrinolaringológicos, também podem ser úteis. Estes sistemas permitem que os cirurgiões saibam a localização exacta em que se encontram in vivo, mostrando essa localização no ecrã em referência ao exame de TC. A TC fornece um excelente método de digitalização para o exame de acompanhamento da morfologia, estrutura e função dos CCGs[56] . A tomografia computorizada revelou-se útil na identificação de uma anquilose fibro-óssea completa, unilateral, da articulação temporomandibular num caso de hipomobilidade mandibular[12] .

3. Cefalograma lateral

Cefalometria lateral e anterior - Útil no diagnóstico da deformidade dento-facial daí resultante e no planeamento do tratamento para a sua correção ortognática e para a avaliação da via aérea orofaríngea e correção cirúrgica da apneia do sono. Os achados cefalométricos mais comuns em pacientes com AOS são,

- Estreitamento do espaço aéreo posterior.

- Alongamento do palato mole.

- Aumento do volume da base da língua.

- Posição baixa do osso hioide.

<u>Ângulos e espaços medidos para doentes com AOS.</u>

SNA - Para a posição antero-posterior do maxilar.

SNB - Para a posição antero-posterior da mandíbula.

ANB- Para medir o prognatismo.

MP-H - Distância entre o plano mandibular e o hioide. Quanto maior a distância, maior a possibilidade de o paciente ter AOS.

PNS-P - Ponto mais inferior e posterior do palato mole. Mede o comprimento do velame do palato. G- Largura do velame do palato.

O espaço retro palatino é a medida mais estreita entre a superfície posterior do véu palatino e a parede posterior da faringe.

4. PA Mandíbula: Revela a extensão mediolateral da massa óssea.

RADIOLOGIA:

O local e a extensão da anquilose têm de ser claramente definidos antes da conclusão da terapêutica. Um exame radiográfico adequado inclui vistas de rotina, tais como OPG, projeção de Towne e radiografias transfaríngeas. Ao localizar as extensões, é frequentemente importante e difícil determinar a extensão medial do inchaço. A avaliação exacta da extensão irá influenciar a extensão da cirurgia, pelo que é importante para o planeamento cirúrgico.

Embora os ortopantomogramas sejam de grande valor diagnóstico, alguns autores não se baseiam apenas neste filme. Aconselham que, antes de uma intervenção cirúrgica, se efectue uma tomografia nos planos coronal e sagital. É também consensual que a radiografia póstero-anterior da mandíbula fornece uma informação valiosa sobre a extensão medial, que não é fornecida pela OPG. A TC e a RMN são auxiliares promissores com resultados superiores, mas têm a desvantagem de serem muito dispendiosas.

<u>Significado da imagiologia</u> Anquilose intra-capsular:

O espaço articular pode ser obliterado numa anquilose simples. Quando presente, pode ser visível como uma linha fina, curva e radiolúcida situada entre o osso temporal e a cabeça do côndilo. Embora a sua presença seja variável, o espaço é normalmente visível nas projecções coronal e sagital. Em alguns casos, o osso exuberante estende-se desde os aspectos laterais da mandíbula até ao arco zigomático adjacente. É bem demonstrado no filme póstero-anterior do crânio e da mandíbula, mais particularmente se o filme for deliberadamente subexposto. O tomograma sagital pode, além disso, mostrar uma deformação do côndilo mandibular com uma diminuição evidente da altura vertical do colo do côndilo.

Anquilose extra-capsular:

Existem 2 tipos distintos

Em primeiro lugar, o ramo mandibular e o processo coronoide podem estar necessariamente alongados e espessados e o côndilo alargado e deformado.

Na outra forma, mais exuberante, há perda total de todo o traço anatómico da mandíbula, sendo o ramo representado por um largo bloco de osso de radio-densidade uniforme que segue ininterruptamente para o osso temporal e base do crânio. O tomograma coronal confirma que o ramo mandibular está acentuadamente espessado com consequente diminuição do tamanho do espaço pterigoide. Uma exostose angular é observada nas películas P-A e pode acompanhar o entalhe antegonial demonstrado na OPG ou numa projeção lateral oblíqua da mandíbula. A anquilose óssea maciça é ocasionalmente interrompida por uma zona radiolúcida fina na sua extremidade cefálica e o cirurgião pode erradamente diagnosticar isto como um verdadeiro plano de clivagem. O cirurgião não deve ficar surpreendido ao descobrir, durante a operação, que este plano artefactual se situa no aspeto medial do ramo mandibular e só é revelado após a ressecção de 2 cm de osso cortical denso. Trata-se apenas de um espaço entre o remanescente deslocado do côndilo e a base do crânio. O côndilo mandibular pode estar presente em alguns casos com uma arquitetura discernível e um verdadeiro espaço articular, mas em exemplos extremos é rudimentar ou ausente e pode estar fundido com o osso temporal.

CARACTERÍSTICAS RADIOGRÁFICAS

Na falsa anquilose, o aspeto radiográfico da articulação é normal. Na anquilose verdadeira, pode observar-se radiograficamente uma grande massa de osso novo a ocultar o côndilo, bem como o espaço articular que se estende até à região do colo da mandíbula.

As radiografias mais úteis para diagnosticar e determinar a extensão da anquilose são os tomogramas coronais e sagitais. A tomografia computorizada aumenta a sensibilidade e a fiabilidade no estudo dos tecidos duros e moles da ATM. As alterações observadas são o ângulo mandibular, o entalhe antegonial e a micrognatia grave[14]

CAPÍTULO 8. OBJECTIVOS E METAS PARA A GESTÃO DA ANQUILOSE TMJ

Finalidade e objectivos da gestão da anquilose da ATM | 42

O objetivo e os objectivos são:

1. Libertação da massa anquilosada e criação de um espaço para mobilizar a articulação, restabelecendo assim a abertura da boca.

2. Criação/restauração de uma articulação funcional

(a) Melhorar a nutrição do paciente.

(b) Para melhorar a higiene oral do paciente

(c) Efetuar os tratamentos dentários necessários

3. Para reconstruir a articulação e restaurar a altura vertical do ramo

4. Para prevenir a recorrência

5. Para restaurar o padrão normal de crescimento facial (com base na teoria da matriz funcional)

6. Corrigir o perfil facial (melhorar a estética) e reabilitar o paciente (a cirurgia estética pode ser efectuada numa data posterior ou numa segunda fase).

7. Permitir o crescimento do côndilo

8. Aliviar a obstrução das vias respiratórias superiores.

9. Corrigir a apneia do sono

No entanto, isto depende de vários factores, como a idade do doente, a extensão da anquilose, o tipo de anquilose e as co-morbilidades. Também pode ser efectuada em várias fases, em vez de uma abordagem multitarefa de uma só fase.

CAPÍTULO 9. DESAFIO ANESTÉSICO

Dificuldade:

Do ponto de vista do anestesiologista, o paciente com anquilose da ATM exige uma consideração especial no que diz respeito à dificuldade de intubação, intubação com o paciente acordado, manutenção pós-operatória de uma via aérea pérvia e uma maior sensibilidade a depressores do sistema nervoso central. As crianças com anquilose apresentam os seguintes riscos anestésicos[57]

- Dificuldade de intubação - trismo quase total agravado pela anatomia alterada das vias aéreas superiores e pela idade e falta de cooperação do doente.

- Risco perioperatório de dessaturação e disritmias

- Dessaturação e hipoventilação pós-extubação

- Sensibilidade extrema a todos os depressores do sistema nervoso central

- Complicações cardiovasculares e respiratórias, incluindo insuficiência ventricular direita e cor pulmonale, hipertensão sistémica e pulmonar e policitemia podem ser observadas em doentes com apneia obstrutiva do sono.

Os adultos com anquilose da ATM podem ter espondilite anquilosante associada, o que coloca desafios à laringoscopia e ao posicionamento. Independentemente da idade do paciente, a segurança e a manutenção da via aérea é a principal preocupação do anestesiologista. Seguem-se opções para assegurar a via aérea:

- Intubação nasotraqueal por laringoscopia direta, em doentes com abertura bucal adequada, mas comprometida.

- Intubação nasotraqueal assistida por fibra ótica

- Traqueostomia em vigília sob anestesia local

- Intubação nasal cega com despertar

- Broncoscopia de ventilação

- Intubação retrógrada

A anestesia inalatória ligeira com libertação rápida da anquilose seguida de intubação foi descrita nos capítulos seguintes.

CAPÍTULO 10. ABORDAGENS CIRÚRGICAS

As incisões utilizadas na cirurgia da ATM representam um compromisso entre a necessidade de acesso adequado e o desejo de obter uma cicatriz pós-cirúrgica cosmeticamente aceitável. Ao longo dos anos, foram desenvolvidas várias incisões para abordar a ATM, tendo cada uma delas as suas próprias vantagens e desvantagens.

O objetivo do cirurgião ao fazer a incisão para abordagens cirúrgicas inclui:

1. Exposição adequada do campo operatório

2. Obter resultados cosméticos

3. Minimizar outras complicações associadas à incisão.

A visibilidade cirúrgica da articulação da mandíbula é frequentemente comprometida pelos esforços para proteger o nervo facial e os seus ramos. Por vezes, pode ser uma operação sangrenta e o doente fica com uma vasta área de perda sensorial ao longo da distribuição do nervo auriculotemporal. É devido às dificuldades anatómicas e à procura de bons resultados cosméticos que têm surgido tantas abordagens cirúrgicas diferentes para esta área.

Abordagens:

1. Abordagem submandibular (de Risdon)

2. Abordagem retromandibular

3. Abordagem pós-auricular

4. Abordagem endaural

5. Abordagem pré-auricular

- Ding man's

- Blair's

- Thoma's

- - A modificação de Popowich de Al-Kayat e de Bramley

6. Abordagem hemicoronal

7. Abordagem coronal ou bicoronal[11] .

1. Abordagem submandibular (abordagem de Risdon)

A abordagem submandibular (Fig. 14), ocasionalmente designada por abordagem de RISDON, pode ser utilizada para aceder a uma miríade de osteotomias mandibulares, fracturas de ângulo/corpo e mesmo fracturas condilares e anquilose da articulação temporomandibular (ATM). As descrições da abordagem diferem em alguns pontos, mas todas têm em comum o facto de a incisão ser feita abaixo do bordo inferior da mandíbula.

A incisão é efectuada cerca de 1 cm abaixo do ângulo da mandíbula. Estende-se para a frente, paralelamente ao bordo inferior da mandíbula e curva-se para trás, ligeiramente atrás do ângulo. A abordagem ao colo do côndilo e ao ramo é conseguida através de uma incisão nítida através da funda pterigomassetérica e reflectindo o músculo masseter lateralmente para expor o colo do côndilo e a incisura sigmoide.

Incisão cutânea (Fig. 15)

A incisão inicial é efectuada através da pele e dos tecidos subcutâneos até ao nível do músculo platisma. A pele é descolada com dissecção em tesoura em todas as direcções para facilitar o encerramento. A parte superior da incisão é descolada cerca de 1 cm; a parte inferior é descolada cerca de 2 cm ou mais. As extremidades da incisão podem ser minadas extensivamente para permitir a retração da pele anteriormente ou posteriormente para aumentar a quantidade de exposição mandibular. Desta forma, uma incisão cutânea mais curta pode proporcionar uma grande quantidade de exposição. A hemostase é então obtida com a eletrocoagulação dos vasos subdérmicos sangrantes.

A cápsula da glândula salivar submandibular é frequentemente introduzida durante esta dissecção, e a glândula é retraída inferiormente. Um nódulo linfático submandibular consistente (nódulo de Stahr) é normalmente encontrado na área da incisura pré-massetérica e pode ser retraído superior ou inferiormente. A sua presença deve alertar o cirurgião para a artéria facial imediatamente anterior ao nódulo, profundamente à camada superficial da fáscia cervical profunda. O ramo mandibular marginal do nervo facial pode ser localizado próximo, no interior ou pouco profundo da camada superficial da fáscia cervical profunda, passando superficialmente à veia e artéria faciais (Fig. 16).

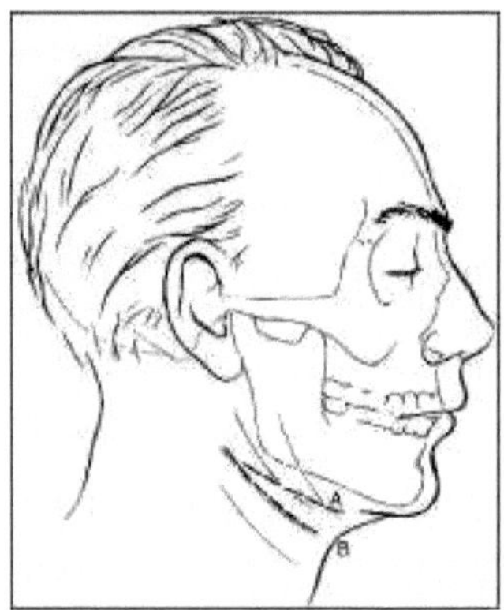

Fig. 14

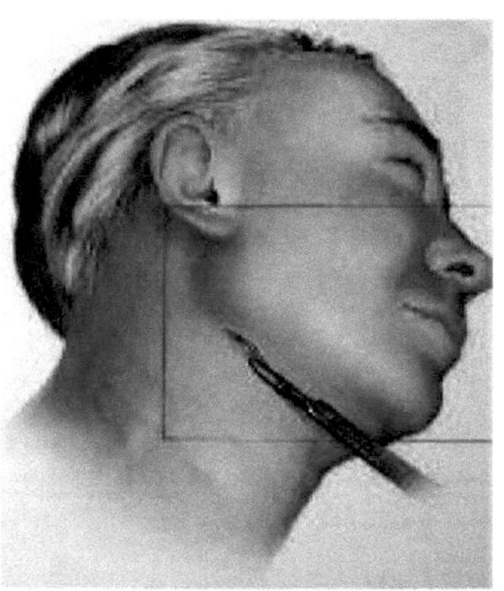

Fig. 15: Incision through skin and subcutaneous tissue to the level of the platysma muscle. The incision parallels the lines of minimal tension in the cervical area. The incision does not parallel the inferior border of the mandible but courses inferiorly as it extends anteriorly

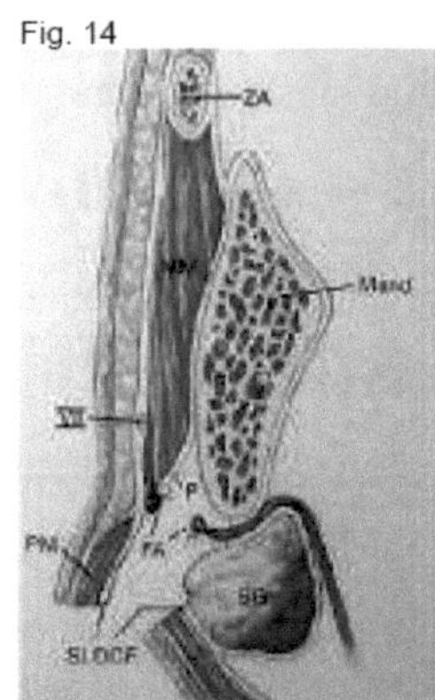

Fig. 16: Coronal illustration of the path of dissection. The initial dissection is through the platysma muscle (PM) to the superficial layer of deep cervical fascia (SLDCF), then through it in the area of the submandibular gland (SG) to he periosteum (P) of the mandible Mand), which is incised at the inferior order. FA= facial artery; MM = masseter muscle; ZA = zygomatic arch; II = marginal mandibular branch of the facial nerve.

2. Incisão retromandibular (Fig. 17)

A abordagem retromandibular expõe todo o ramo por trás da borda posterior. Por conseguinte, pode ser útil para procedimentos que envolvam a área no colo/cabeça do côndilo ou perto dele, ou o próprio ramo. A distância entre a incisão cutânea e a área de interesse é reduzida em comparação com a da abordagem submandibular.

A abordagem retromandibular da mandíbula varia consoante os cirurgiões no que diz respeito à posição da incisão na pele - que também dita a dissecção subjacente. Alguns cirurgiões defendem a colocação de uma incisão cerca de 2 cm posterior ao ramo. A glândula parótida é abordada por trás e dissecada com precisão a partir do músculo esternocleidomastóideo, permitindo a retração da glândula superiormente e anteriormente para obter acesso ao ramo. A vantagem teórica desta abordagem é que evita a ramificação do nervo facial, que está contido na glândula parótida. Infelizmente, a principal vantagem da abordagem retromandibular, a proximidade direta da incisão da pele à mandíbula, perde-se então. Uma abordagem alternativa, aqui apresentada, foi descrita por Hinds . A incisão é colocada no ramo posterior, logo abaixo do lóbulo da orelha. A dissecção até ao bordo posterior da mandíbula é direta, atravessando a glândula parótida e expondo alguns ramos do nervo facial (Fig. 18).

Vantagens

• Procedimento altamente cosmético.

• Excelente visibilidade e acessibilidade. A fáscia comunicante entre o músculo esternomastóideo e a glândula parótida e o músculo masseter (fáscia parotidomassetérica) é cuidadosamente separada, para expor o bordo posterior do ramo.

Evita-se a perfuração da veia facial posterior e a lesão do tronco principal do nervo facial. Uma vez exposta a borda posterior do ramo, a banda pterigomassetérica é incisada no ângulo e o músculo masseter e a glândula parótida são reflectidos para cima e lateralmente para expor o colo do côndilo. Após a conclusão do procedimento cirúrgico, a funda pterigomassetérica é reaproximada e suturada e a ferida é fechada por camadas.

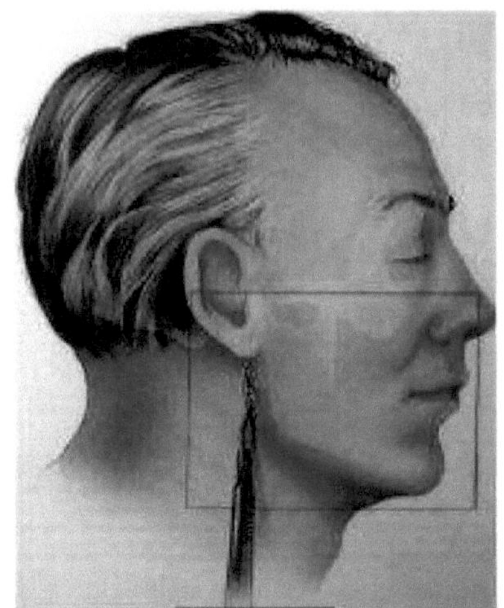

Fig. 17

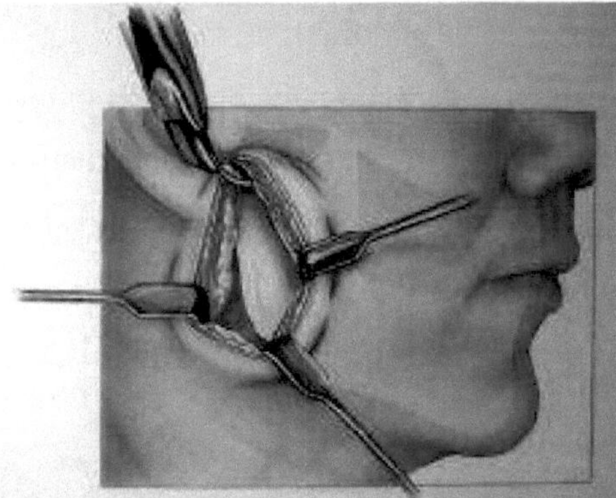

Fig. 18

Exposure of the posterior ramus. The sigmoid
notch retractor is placed into the sigmoid notch,
elevating the masseter, parotid, and superficial

3. Abordagem pós-auricular (Fig. 19)

A incisão é efectuada atrás da orelha externa, na prega junto ao aspeto superior do pavilhão auricular externo, e estendida até à ponta do processo mastoide (Fig. 20).

Vantagens:

Incisão altamente cosmética

Desvantagens:

a. Pequena exposição cirúrgica com acesso e visibilidade deficientes.

b. Estenose do canal auditivo externo.

c. Infeção que envolve o quadro auditivo externo ou cartilaginoso ou ambos.

d. Parestesia (temporária ou permanente) do pavilhão auricular externo e deformação do pavilhão auricular.

4. Abordagem endaural

É efectuada uma incisão cutânea facial curta com extensão ao meato auditivo externo. A incisão começa acima do nível do arco zigomático e estende-se para baixo e para trás até à fenda intercartilaginosa entre o trago e a hélice e depois estende-se para dentro ao longo do teto do meato auditivo durante aproximadamente 1 cm. Vantagens: Excelentes resultados estéticos.

Desvantagens: O acesso limitado e a possibilidade de estenose meatal e condrite.

Incisão pré-auricular (Fig. 20)

Foram propostas várias abordagens à ATM, que são utilizadas clinicamente. A abordagem padrão e mais básica é a abordagem pré-auricular. Outras abordagens diferem em termos de colocação da incisão cutânea, bem como do acesso à articulação. A dissecção até à ATM, no entanto, é semelhante em todas as abordagens. Nesta discussão, a abordagem pré-auricular padrão é descrita primeiro. Posteriormente, as variantes são apresentadas de forma breve.

Etapa 1 Preparação do local da cirurgia

A preparação e a cobertura devem expor toda a orelha e o canto lateral do olho. A depilação do pelo pré-auricular é opcional. Pode ser utilizado um campo plástico estéril para manter o pelo fora do campo cirúrgico. Pode ser colocado um algodão embebido em óleo mineral ou pomada antibiótica no canal auditivo externo

Passo 2 Marcação da Incisão

A incisão é delineada na junção da pele facial com a hélice da orelha. Pode ser utilizada uma prega cutânea natural ao longo de todo o comprimento da junção da incisão. Se não existir nenhuma, a pressão digital posterior sobre a pele pré-auricular cria geralmente uma prega cutânea que pode ser marcada. A incisão estende-se superiormente até ao topo da hélice e pode incluir uma extensão anterior (hockeystick).

Etapa 3 Infiltração de vasoconstritor

A zona pré-auricular é bastante vascularizada. Pode ser injetado um vasoconstritor por via subcutânea na área da incisão para diminuir a hemorragia incisional. No entanto, se também for injetado um anestésico local, este não deve ser injetado profundamente, pois pode ser necessário utilizar um estimulador nervoso nos ramos expostos do nervo facial.

Passo 4 Incisão da pele

A incisão é efectuada através da pele e dos tecidos conjuntivos subcutâneos (incluindo a fáscia temporoparietal) até à profundidade da fáscia temporal (camada superficial). Os vasos sanguíneos da pele são cauterizados antes de se proceder a uma dissecção mais profunda.

Etapa 5 Dissecção da cápsula da ATM (Fig. 23)

A dissecção romba com elevadores periosteais mina a *porção superior* da incisão (acima do arco zigomático) para que um retalho possa ser retraído anteriormente por aproximadamente 1 a 1,5 cm. Este retalho é dissecado anteriormente ao nível da camada superficial (exterior) da fáscia temporal. Esta camada é geralmente hipovascular. Os vasos temporais superficiais e o nervo auriculotemporal podem ser retraídos anteriormente no retalho. O não desenvolvimento do retalho próximo do canal auditivo externo cartilaginoso aumenta o risco de danos a estas estruturas. Abaixo do arco zigomático, a dissecção prossegue de forma romba adjacente à cartilagem auditiva externa. A dissecção em tesoura prossegue ao longo da cartilagem auditiva externa num plano avascular entre esta e o lobo glenoide da glândula parótida. A cartilagem auditiva externa corre anteromedialmente e a dissecção é paralela à cartilagem. A profundidade da dissecção neste ponto deve ser semelhante à do arco zigomático. A atenção volta-se novamente para a parte da incisão acima do arco zigomático. Com o retalho retraído anteriormente, é feita uma incisão através da camada superficial (externa) da fáscia temporal, começando na raiz do arco zigomático, mesmo à frente do tragus, no sentido ântero-posterior, em direção ao canto superior do retalho retraído.

A extremidade afiada de um elevador periosteal é inserida na incisão fascial, profundamente à camada superficial da fáscia temporal, e varrida para trás e para a frente para dissecar este tecido do tecido areolar e adiposo subjacente (Fig. 21)

Após a retração dos tecidos superficiais à cápsula da articulação temporomandibular (ATM), é utilizada uma tesoura para entrar na cápsula. O ponto inicial de entrada situa-se logo abaixo do arco zigomático, continuando paralelamente ao contorno da fossa da ATM.

Passo 6 Expor os espaços interarticulares (Fig. 24)

Com a retração do retalho desenvolvido, os espaços articulares podem ser introduzidos. Com o côndilo distraído inferiormente, uma tesoura pontiaguda entra no espaço articular superior interiormente ao longo da vertente posterior da eminência. A abertura é alargada no sentido ântero-posterior, cortando ao longo do aspeto lateral da eminência e da fossa. A incisão é continuada inferiormente ao longo da porção posterior da cápsula até esta se fundir com a fixação posterior do disco. A retração lateral da cápsula permite a entrada no espaço articular superior.

Etapa 7 Encerramento

O procedimento cirúrgico planeado para a doença da ATM é realizado. O espaço articular é bem irrigado e qualquer hemorragia é controlada antes do encerramento. A ferida é fechada em várias camadas.

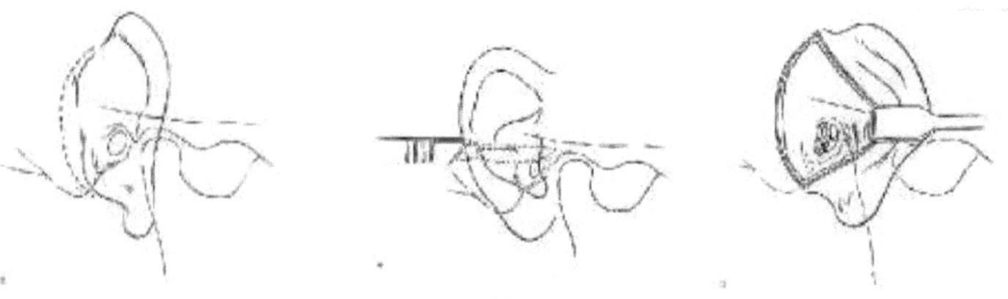

Fig19: Abordagem retroauricular da articulação temporomandibular (ATM). A, incisão urvilínea inicial no sulco retroauricular. B, Transecção do meato auditivo externo. C, Retração do ouvido externo anteriormente, expondo a cápsula da ATM.

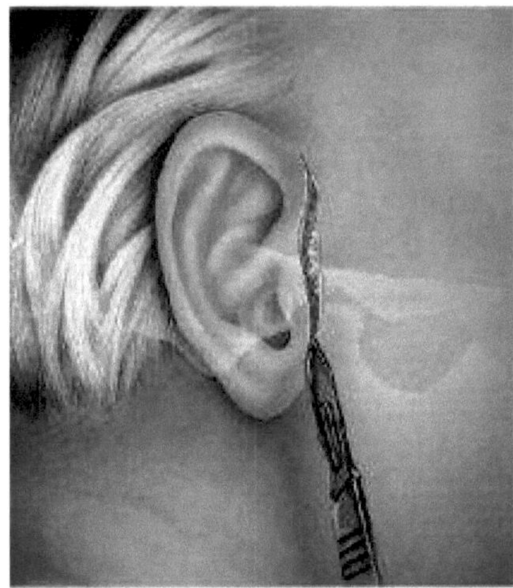

Fig. 20

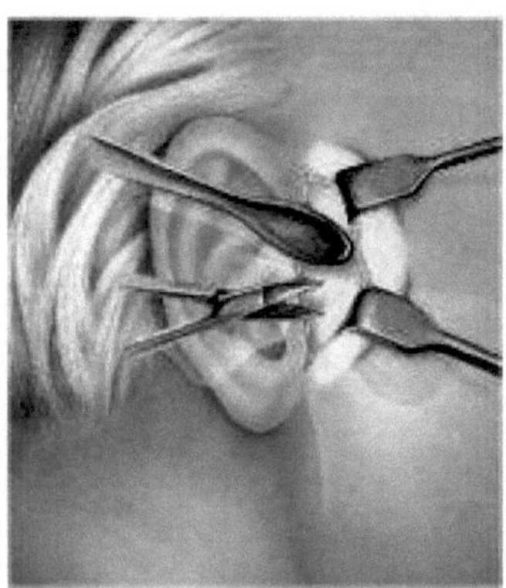

Fig. 21: Vertical incision made through
intervening tissues just in front of
the external auditory meatus to the depth
of the periosteal elevator

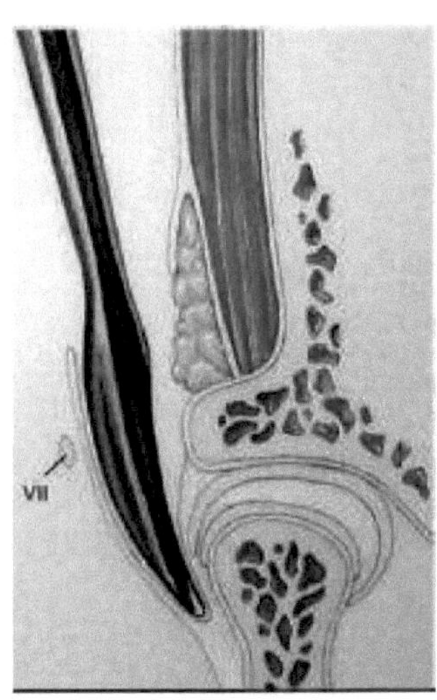

Fig. 22: Coronal section showing
the layer of dissection. VII =
relative position at temporal
branch during dissection

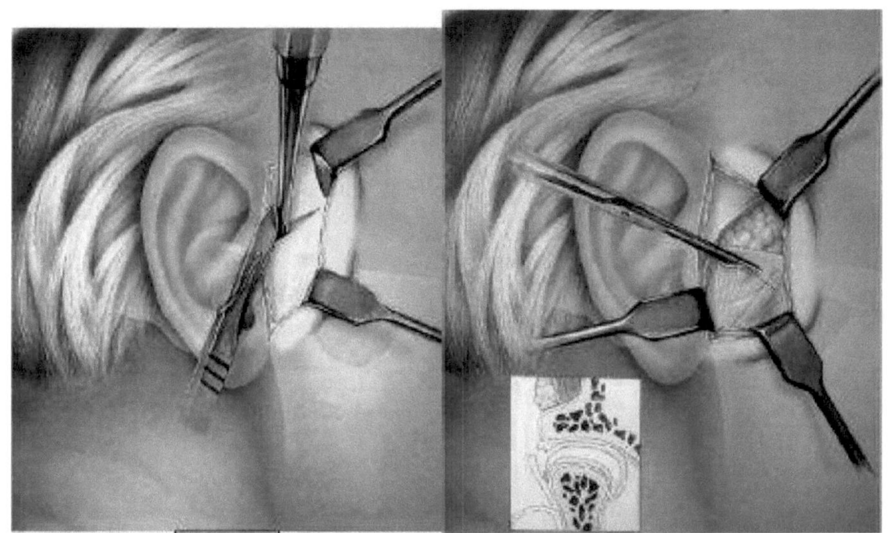

Fig. 23   Fig. 24

Modificações da Incisão Pré-auricular Básica

Todas estas modificações da incisão pré-auricular básica foram efectuadas para obter um melhor acesso e visibilidade, uma exposição mais ampla e para preservar o nervo auriculotemporal e os ramos do nervo facial.

1. **Blair e Ivy**, no ano de 1936, utilizaram uma incisão em "taco de hóquei invertido" sobre o arco zigomático, o que permitiu um acesso fácil e uma melhor visibilidade e também facilitou a exposição do arco juntamente com a área condilar (Fig. 25).

2. **Thoma**, no ano de 1958, recomendou uma "incisão vertical angulada" que atravessava o arco zigomático na prega, diretamente à frente da orelha, estendendo-se para baixo ligeiramente acima do lóbulo da orelha, para evitar o tronco mínimo do nervo facial (Fig. 26).

3. **Al-Kayat e Bramley**, no ano de 1979, descreveram uma abordagem pré-auricular modificada da ATM e do arco zigomático, considerando os principais ramos dos vasos e nervos nas proximidades (Fig. 27).

O nervo facial sai do crânio através do forame estilo-mastoideu. Entra na glândula parótida, onde normalmente se divide em dois troncos principais - temporofacial e cervicofacial. O nervo facial divide-se num ponto entre 1,5 e 2,8 cm abaixo da concavidade mais baixa do canal auditivo externo ósseo, de acordo com Al-Kayat e Bramley. Estas medidas podem ser utilizadas para identificar o tronco principal (sempre que necessário) e evitá-lo durante a cirurgia da ATM.

4. **Popowich e Crane**, em 1982, modificaram ainda mais a incisão básica de Al-Kayat e Bramley. Foi efectuada uma grande incisão em forma de ponto de interrogação na zona temporal e prolongada na zona pré-auricular (Fig. 28).

5. Abordagem Coronal

A incisão hemicoronal (incisão unilateral) e a incisão bicoronal ou coronal (incisão bilateral) são abordagens cirúrgicas mais extensas, mas versáteis, das regiões superior e média do esqueleto facial, incluindo o arco zigomático e as áreas da articulação da ATM.

Vantagens:

a. Permite um excelente acesso a estas zonas com um mínimo de complicações.

b. A maior parte da cicatriz fica escondida na linha do cabelo.

c. A cicatriz cirúrgica é discreta quando a incisão se estende para a zona pré-auricular.

d. A incisão pode ser utilizada para um envolvimento bilateral mais extenso[58].

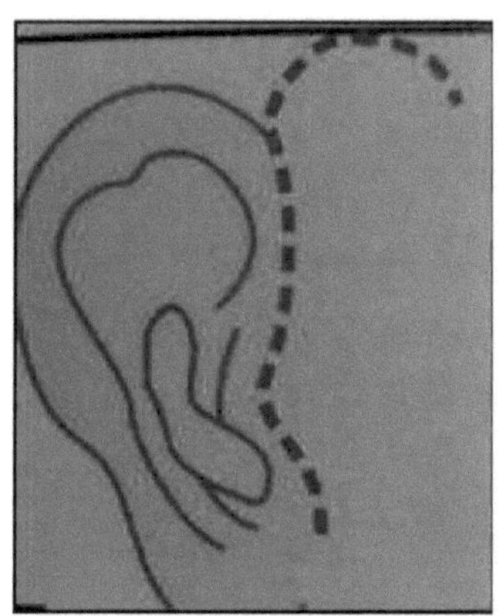

Fig. 25

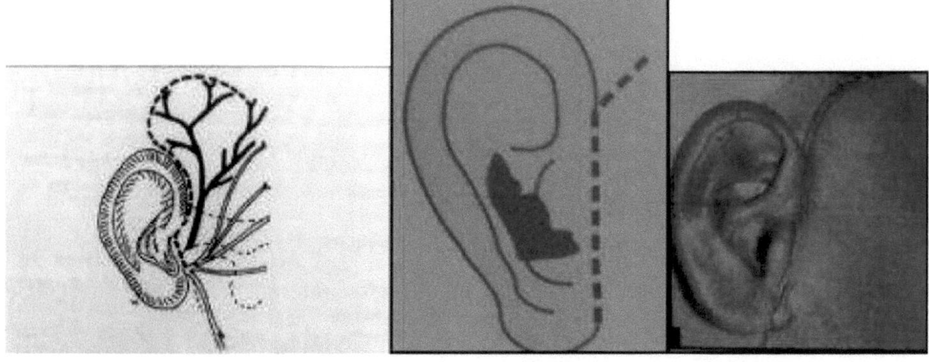

Fig.26   Fig. 27   Fig.28

CAPÍTULO 11. TRATAMENTO DA ANQUILOSE DA TMJ

O objetivo do tratamento para todos os estados de hipomobilidade é o restabelecimento do movimento normal e confortável da mandíbula e a prevenção da progressão da doença. As causas reversíveis, como a hiperatividade ou espasmo muscular, as causas infecciosas e inflamatórias e as limitações induzidas por medicamentos devem ser identificadas e tratadas. A restauração da função em casos de anquilose pode ser difícil. O tratamento correto requer a excisão das estruturas envolvidas e a reconstrução imediata. Foram descritas muitas técnicas operatórias na literatura, com resultados variáveis e frequentemente menos satisfatórios. Como já foi referido, a compreensão da etiologia e da anatomia do problema é fundamental e pode ser grandemente ajudada pela TC.

Artroplastia de abertura:

A artroplastia do espaço é um procedimento que cria uma nova área de articulação distal à ATM fundida e ao segmento anquilótico. O termo artroplastia de fenda é, portanto, utilizado para descrever um procedimento cirúrgico em que o nível de secção é inferior ao do espaço articular anterior e em que não é interposta qualquer substância entre as duas superfícies ósseas cortadas.

Matsurra et al realizaram um estudo sobre o efeito da artroplastia do espaço na anquilose da articulação temporomandibular. O objetivo do seu estudo era demonstrar as alterações funcionais e anatómicas após a libertação da anquilose unilateral da articulação temporomandibular (ATM) com artroplastia do espaço.

Procedimento - Primeiro induziu anquilose na ATM direita através de lesão articular, remoção do disco e colocação de um enxerto ósseo mais fio de imobilização. Depois de 3 meses fez a artroplastia de Gap pelo seguinte método.

A incisão pré-auricular é efectuada no mesmo local que a incisão da primeira operação. As camadas subjacentes foram dissecadas com uma tesoura de dissecação até à ATM. A área anquilótica foi removida em bloco com uma broca redonda e fissurada e a artroplastia do espaço foi concluída. O espaço criado entre o coto temporal e o coto do ramo tinha 24 mm (variação de 23-25 mm) de largura.

A sutura do fio de imobilização foi removida. Os detritos foram removidos por irrigação e sucção e, em seguida, os tecidos sobrejacentes foram reparados em camadas. Os movimentos da mandíbula foram medidos verticalmente e lateralmente no pós-operatório imediato. Estudos mostram que a artroplastia com gap para anquilose da ATM não restaurou a ATM funcionalmente e histologicamente ao estado pré-existente[32] .

Também Ajoy Roychoudhary efectuou um estudo intitulado Functional restoration by gap arthroplasty in temporomandibular joint ankylosis in 50 patients. O objetivo do seu estudo era determinar a causa da anquilose temporomandibular e os resultados a longo prazo da artroplastia de fenda com coronoidectomia seguida de exercícios maxilares no pós-operatório imediato como tratamento da doença. Dividiu a sua amostra em 2 grupos; o grupo I (0-12 anos) consistiu em 29 casos (24 unilaterais e 5 bilaterais; 34 articulações); o grupo II (13-30 anos) consistiu em 21 casos (14 unilaterais e 7 bilaterais; 28 articulações). Foi seguido um regime de exercícios de abertura da mandíbula no pós-operatório. Concluiu que os resultados funcionais a longo prazo da artroplastia de gap são satisfatórios e comparáveis aos obtidos com a utilização de outros tratamentos. Os exercícios pós-operatórios desempenham um papel crucial no sucesso duradouro.

Vantagens:

1. Simplicidade

2. Tempo de funcionamento curto

Desvantagens:

1. Desvio da mandíbula para o lado operado aquando da abertura da boca e, se bilateral, mordida aberta anterior devido à perda de altura do ramo.

2. Criação de uma pseudo-articulação e de um ramo curto.

3. Não remoção de toda a patologia óssea.

4. Aumento do risco de reanquilose

O desenvolvimento de má oclusão pós-operatória e a diminuição da amplitude de movimento são os problemas mais comuns associados a este procedimento, tal como referido por Rajgopal e colegas. Devido a estas limitações, a utilização da artroplastia com fenda para tratar a anquilose foi largamente abandonada[49]

<u>ARTROPLASTIA INTERPOSICIONAL:</u>

Independentemente das variáveis, como a idade e o tipo de anquilose, devem ser seguidos os princípios básicos da libertação da anquilose. Estes incluem a artroplastia de gap para ressecção da massa anquilótica e interposição de um material ou estrutura de eleição para prevenir a recorrência da anquilose e correção de deformidades secundárias. A literatura descreve uma variedade de técnicas para o tratamento da anquilose. Até há pouco tempo, não existia um consenso entre os clínicos que tratavam esta doença e foram descritos vários planos de tratamento. No entanto, nenhum método único produziu resultados uniformemente bem sucedidos. A limitação da amplitude de movimentos e a reanquilose (normalmente no prazo de 6 meses após a operação) são as complicações mais frequentemente registadas.

Materiais de interposição:

Desde o conceito de utilização de material interposicional na ATM, têm sido utilizados inúmeros materiais para artroplastia interposicional.

Autogéneo

1) Enxertos cartilaginosos

i. Enxertos costocondrais

ii. Esternoclavicular

iii. Cartilagem auricular

2) Músculo temporal

3) Fáscia temporal

4) Derme

Heterogéneo:

1) Submucosa cromotisada da bexiga de porco

2) Cartilagem bovina hipofilizáda

Aloplastos:

   1)Metálico

a. Folha / placa de titânio

b. Aço inoxidável

c. Tântalo

d. Ouro

2) Não metálicos

b. Teflon

c. Acrílico

d. Nylon

e. Proplast

f. Implantes de cerâmica

a. Silástico

Dentre os materiais utilizados, o retalho do músculo temporal e da fáscia tem se mostrado útil no tratamento da anquilose, devido à proximidade dessas estruturas com a ATM, possibilitando a sua retirada.

Protocolo de Kaban para o tratamento da anquilose da ATM.

Em 1990, Kaban et al. delinearam este protocolo para o tratamento da anquilose da ATM: Inclui

1. Ressecção agressiva do segmento anquilótico

2. Coronoidectomia ipsilateral

3. Coronoidectomia contralateral quando a abertura é inferior a 35 mm.

4. Revestir a articulação com fáscia temporal ou cartilagem

5. Reconstrução do ramo com um enxerto costocondral

6. Fixação rígida do enxerto

7. Mobilização precoce e fisioterapia agressiva

Com esta abordagem, sistematizaram o protocolo de gestão da doença. Os seus resultados sugerem que minimizaram a incidência de reanquilose e produziram uma função satisfatória.

1) Ressecção agressiva do segmento anquilótico

A ATM foi abordada através de uma incisão pré-auricular curvilínea, alargada 3 cm para a região temporal para exposição da fáscia temporal. A dissecção prosseguiu neste plano até ao arco zigomático e o periósteo sobre o arco foi incisado horizontalmente e a articulação entrou através de uma incisão em forma de T sobre a cápsula lateral.

Após a exposição e identificação do local da anquilose, procede-se a uma excisão agressiva da massa fibrosa e/ou óssea, com especial atenção para o aspeto medial da articulação, de modo a garantir a ressecção total. Uma TAC pré-operatória é útil para delinear os limites do segmento anquilótico.

No caso de uma reconstrução total da articulação anterior, a prótese é removida juntamente com qualquer tecido fibroso ou de granulação.

2) Coronoidectomia ipsilateral

Consiste na dissecção e remoção do músculo (temporal, masseter e pterigoide medial) e da cicatriz do ramo e na coronoidectomia ipsilateral.

3) Coronoidectomia contralateral

Após a excisão da anquilose e a coronoidectomia ipsilateral, a MIO é medida. Deve ser de pelo menos 35 mm sem força e, em casos unilaterais, deve ser acompanhada de translação do côndilo normal. Se tal não for conseguido, é efectuada a coronoidectomia contralateral e a remoção dos músculos temporal, masseter e pterigoide medial contralaterais através de uma abordagem intra-oral.

4) Revestir a articulação com fáscia temporal ou cartilagem

Se for identificado um disco intacto durante a excisão da massa anquilótica, este é mantido para revestir a fossa glenoide. Pogrel e Kaban[119] descreveram um retalho que inclui fáscia isolada ou em conjunto com o músculo (com base na artéria temporal) e é rodado inferiormente sobre o arco para o espaço articular.

Omura, em 1996, relatou um retalho TMF modificado para utilização como material de interposição no tratamento de anquilose grave da ATM, em que a fáscia está virada tanto para o côndilo como para a fossa glenoide. Neste procedimento, o retalho é virado sobre o arco zigomático, de modo a que a fáscia fique alinhada com a fossa glenoide e os músculos fiquem virados para o côndilo e, em seguida, a porção distal do retalho TMF é dobrada de modo a que a fáscia fique virada tanto para o côndilo como para a fossa glenoide.

Foram observados excelentes resultados em casos registados sem recorrência.

Vantagens:

- O atrito entre o côndilo e a fáscia é considerado menor do que entre o côndilo e o músculo.

- O retalho TMF proporciona um movimento suave do côndilo e a sua função é mais próxima da do disco original do que a do retalho TMF convencional.

- O músculo temporal envolvido pela fáscia é um pouco elástico, pelo que é adequado como almofada na articulação.

- O envolvimento do músculo com a fáscia também aumenta o volume do retalho. Tanto a elasticidade como o aumento do volume do retalho ajudam na prevenção da mordida aberta pós-operatória, que é causada pelo encurtamento do ramo após a remoção da massa anquilótica.

- No novo procedimento, a degeneração do músculo envolvido na fáscia pode não influenciar diretamente a mobilidade mandibular, e o risco de reanquilose é reduzido.

Embora alguns cirurgiões façam um túnel sob o arco zigomático para alinhar a fossa recém-criada com o retalho TMF, outros osteotomizam o arco e alguns recomendam o desbaste do arco. Passar o retalho por cima da arcada resulta numa aparência cosmética menos agradável, que irá acentuar o desgaste temporal resultante da aquisição do enxerto. A passagem do retalho por baixo da arcada não deixa de ter o risco de estrangular o seu fornecimento de sangue, mas com um desenho cuidadoso, isso não deve ser um problema.

A espessura do retalho rodado é ditada pela necessidade de espaço articular. É necessário um mínimo de 4 mm para apoiar a função do côndilo e manter a vascularização. O retalho é suturado medialmente, anteriormente e posteriormente. Se a fáscia temporal for utilizada numa operação anterior ou se estiver congenitamente ausente (por exemplo, microssomia hemifacial), o pericôndrio da junção costocondral é utilizado como enxerto livre para revestir a fossa glenoide e é suturado medialmente, anteriormente, posteriormente ao tecido mole disponível e lateralmente ao arco zigomático.

Os implantes da fossa glenoide também podem ser utilizados em casos de espondilite anquilosante grave. De seguida, são colocadas barras de arco para MMF numa tala oclusal pré-fabricada para estabelecer a oclusão. É criada uma mordida aberta posterior para compensar a remodelação do enxerto costocondral[25] .

5) Reconstrução do ramo com um enxerto costocondral

A reconstrução do côndilo é efectuada com um enxerto costocondral de 6 cm.

Colheita do enxerto costocondral

- Normalmente, a 5ª ou 6[ath] costela é colhida para o enxerto.

- A incisão nas crianças é colocada mais lateralmente.

- Nas mulheres, é selecionada a prega cutânea inframamária.

- Após uma elevação subperiosteal cuidadosa, é ressecada uma costela de 4 cm com uma capa cartilaginosa de 5 mm, tendo o cuidado de evitar a perfuração pleural

- Ferida no peito fechada por camadas.

- A cartilagem é contornada com uma espessura de 5 mm e uma forma redonda

- O enxerto colhido é colocado lateralmente ao ramo através da incisão de Risdon e a costela é aparada e contornada para produzir uma boa interface óssea. O tamanho do enxerto de costela é determinado pela discrepância da altura do ramo e pela quantidade de assimetria facial a ser corrigida.

6) Fixação rígida do enxerto

- A parte superior do enxerto é colocada contra o retalho temporal através da incisão de Risdon e fixada à mandíbula com dois parafusos de titânio de 2 mm de comprimento, com 8 a 10 mm de comprimento, mantendo a oclusão existente.

- Coloca-se um dreno, fecha-se a ferida em camadas e coloca-se um penso de pressão.

- O MMF é mantido durante 3-10 dias, dependendo da espessura e da rigidez do enxerto costocondral.

7) Mobilização precoce e fisioterapia agressiva

- Após a libertação do MMF, os doentes iniciam uma dieta suave e exercícios de abertura do maxilar (articulação ativa, abertura, excursão lateral, alongamento manual dos dedos em frente ao espelho).

- A dieta é avançada para uma consistência sólida nas próximas 3-4 semanas.

- O programa de fisioterapia inclui calor, massagem, terapia com luz UV, mastigação de pastilhas elásticas, exercícios de alongamento manual.

- Se o doente não conseguir atingir a MIO intra-operatória documentada ou se a MIO não mostrar sinais de melhoria, os tecidos são esticados sob anestesia geral[15] .

H. Matsuura realizou um estudo experimental sobre o Efeito da imobilização parcial na reconstrução da anquilose da articulação temporomandibular com um enxerto costocondral autógeno em ovelhas. O objetivo do seu estudo era mostrar o efeito da imobilização parcial de um enxerto costocondral na reconstrução de uma articulação temporomandibular (ATM) anquilosada em cinco ovelhas adultas. A anquilose foi induzida em todas as ATMs direitas. Aos três meses, um enxerto foi inserido e parcialmente imobilizado.

Procedimento:

A incisão pré-auricular foi efectuada ao longo da mesma linha de incisão da primeira operação. As camadas subjacentes foram dissecadas com uma tesoura de dissecação até à ATM. A área anquilótica foi removida em bloco com brocas de fissura e brocas redondas, e a artroplastia do espaço foi concluída. O espaço tinha uma média de 22 mm (variação de 20-30) de largura. A sutura do fio de imobilização foi removida. Para encaixar o enxerto, a margem posterior-lateral do ramo mandibular foi reduzida para metade da sua espessura. A costela foi cortada para um comprimento médio de 67 mm com um componente cartilaginoso de 2 mm. O periósteo do osso costocondral foi mantido, exceto na superfície de contacto com o ramo mandibular. O enxerto foi colocado no espaço articular com uma projeção média de 15 mm (variação de 12-17) acima da ressecção do processo articular. Foi fixado em 2 locais (superior e inferior do ramo mandibular) com um fio metálico de 0,5 mm. Os movimentos da mandíbula foram parcialmente imobilizados a uma média de 45mm (variação de 40-50) no plano vertical, uma média de 32mm (variação de 25-40) à direita, e uma média de 23mm (variação de 15-26) à esquerda com dois fios metálicos torcidos de 0,5mm, que passavam por orifícios no osso temporal e mandibular. Os detritos foram removidos por irrigação e sucção, e os tecidos sobrejacentes foram reparados em camadas. Imediatamente após a operação, os movimentos da mandíbula foram novamente medidos verticalmente e lateralmente. Após todas as análises estatísticas, concluiu que a imobilização parcial de um enxerto de reconstrução não restaurará totalmente a função da articulação anquilosada. Este facto apoia fortemente a política clínica de mobilização precoce e vigorosa após a reconstrução do enxerto[32] .

N. R. Saeed, J. N. Kent efectuaram um estudo retrospetivo do enxerto costocondral na reconstrução da ATM. Foi efectuada uma revisão retrospetiva de 76 enxertos costocondrais (57 pacientes) para determinar o resultado em relação à extensão da cirurgia anterior (nenhuma, cirurgia ao disco ou enxerto de tecidos moles, disco aloplástico, articulação aloplástica, enxerto anterior) e ao diagnóstico inicial e pré-operatório. Concluiu que, em doentes sem cirurgia prévia, doença artrítica ou deformidade congénita, o enxerto costocondral teve um bom desempenho, mas em doentes com discos aloplásticos e/ou articulações totais anteriores, os resultados foram menos previsíveis. Um diagnóstico pré-operatório de anquilose foi associado a uma elevada taxa de complicações e de novas cirurgias, sugerindo precaução neste grupo de doentes.

Não há dúvidas de que a reconstrução da articulação temporomandibular com enxerto costocondral pode produzir excelentes resultados, mas a incidência de dor e, principalmente, de anquilose recorrente e complicações é maior quando utilizada em pacientes multioperados. A substituição total da articulação temporomandibular por prótese pode produzir melhores resultados nestes casos, embora 12 sugiram uma abordagem faseada com recurso a tecidos autógenos. Apesar dos potenciais problemas com o enxerto costocondral, acreditamos que este deve ser preferido na criança em crescimento e como reconstrução inicial em muitas deformidades do adulto[33].

Peter Donkor realizou um estudo sobre ostectomia intra-articular do ramo combinada com enxerto costocondral para o tratamento de anquilose recorrente da mandíbula (Fig. 29). No seu estudo, sob anestesia geral, o ramo foi exposto através de uma abordagem submandibular e foi removido um bloco de osso inferior à incisura sigmoide (Fig. 30). Foi aplicada uma fixação intermaxilar temporária. Um enxerto costocondral foi interposto entre as extremidades do osso ressecado e fixado com miniplacas (Fig. 31). No pós-operatório, a fixação intermaxilar foi mantida durante 3 dias, após os quais a mandíbula foi ativamente mobilizada.

A técnica foi utilizada no tratamento de seis pacientes com anquilose recorrente da mandíbula, com idades compreendidas entre os 9 e os 38 anos. O acompanhamento foi de 1 a 4 anos. Todos os pacientes apresentaram uma abertura interincisal satisfatória, variando de 25 a 35 mm. Assim, concluiu que a técnica não requer a exposição da articulação anquilosada propriamente dita, mas cria uma articulação falsa e funcional a um nível inferior. Também permite o alongamento e o avanço da mandíbula[35].

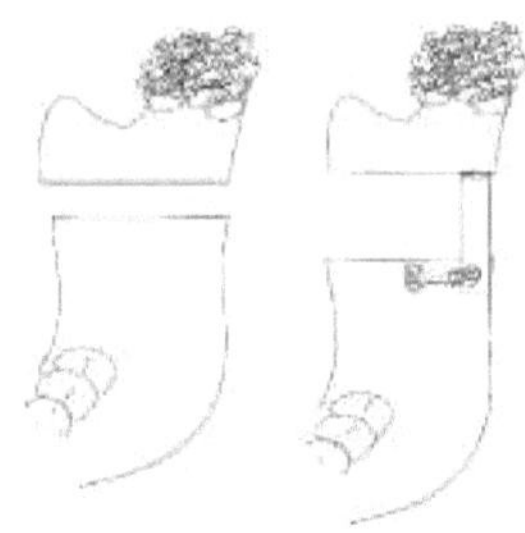

Fig. 29: Line drawing demonstrating
technique of a ostectomy and
costochondral bone graft.

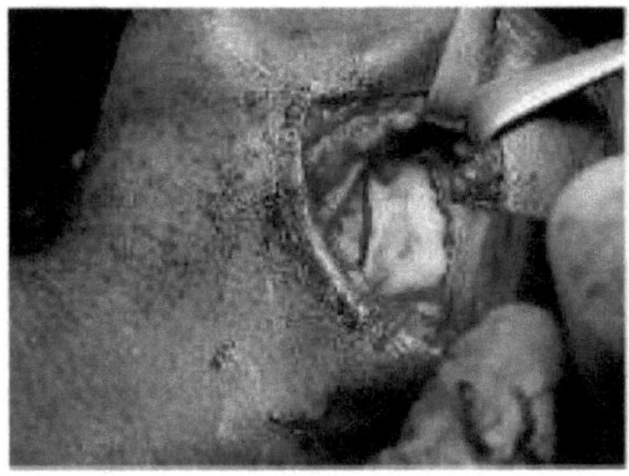

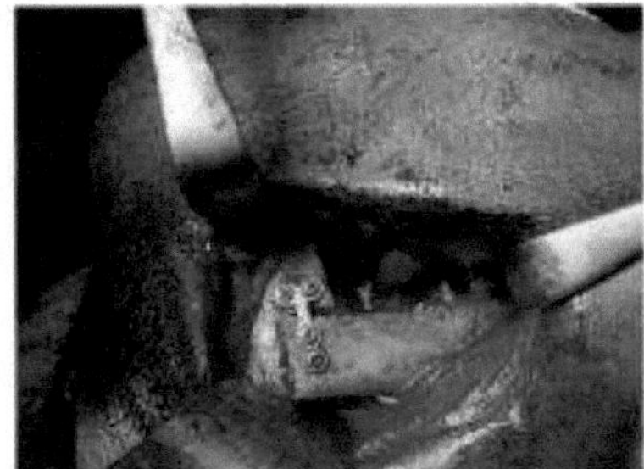

Fig. 30: Outline of block of bone to be resected intra-operatively	Fig. 31: Interpositional costochondral graft secured with miniplate.

S. M. Balaji introduziu a ancoragem temporal modificada na reanquilose craniomandibular. Realizou um estudo sobre os resultados clínicos e a longo prazo do enxerto costocondral e da interposição de retalho do músculo temporal com ancoragem submandibular no tratamento da reanquilose da ATM. Foram avaliados 31 pacientes, 9 crianças e 22 adultos, com recidiva de anquilose após artroplastia de gap, com abertura bucal inferior a 5 mm.

Procedimento e técnica:

Após uma intubação endo-traqueal às cegas ou com fibra ótica, foi administrada anestesia geral. O meato auditivo externo foi tapado com gaze revestida com vaselina. Sob relaxamento muscular completo e profilaxia antibiótica, foi efectuada uma incisão cutânea pré-auricular AI Kayat e Bramley modificada com extensão temporal. A pele

60

e as camadas superficiais foram elevadas após a libertação dos vasos temporais superficiais para expor a fáscia temporal. O retalho temporal foi delineado sobre a fáscia. O retalho estendeu-se tanto superiormente quanto necessário para dar o comprimento adequado para revestir a articulação, uma vez que esta se contrai à medida que é elevada. A dissecção foi efectuada até à profundidade adequada para elevar um retalho largo, incluindo o músculo e a fáscia, mas excluindo o pericrânio (Fig. 32). Isto proporciona uma espessura adequada para o revestimento da articulação. O retalho temporal foi baseado inferiormente na artéria temporal profunda e foi refletido anteriormente para expor a raiz zigomática e a região da articulação anquilosada. Foi efectuado um corte limitador superior. Foi introduzido um protetor periosteal curvo por baixo da articulação anquilosada para proteger a artéria maxilar interna que se encontra imediatamente a seguir ao colo do côndilo.

A massa anquilótica foi removida com brocas cirúrgicas, serras e osteótomos afiados. Após a ressecção do calo, o espaço foi alargado através da remoção de mais osso.

Nas crianças, foi colhido um enxerto costocondral de cerca de 4-5 cm da sexta, sétima ou ambas as costelas através de uma incisão submamária. Esta costela foi inserida com a parte condral virada para a fossa glenoide através de uma "abordagem tipo Risdon" submandibular modificada e fixada rigidamente ao aspeto posterior do ramo com parafusos microscópicos (abordagem pós-ramal de Rowe) Fig. 33.

Depois de assegurar uma abertura bucal satisfatória, os bordos do músculo temporal largo de base inferior, juntamente com a fáscia, foram mantidos com um catgut crómico 1-0. O músculo foi então rodado sobre o arco zigomático com a fáscia virada para a fossa glenoide e o músculo para a superfície condilar.

Quando uma incisão submandibular também tinha sido efectuada extra-oralmente, estava disponível uma entrada bidirecional no espaço articular e a ancoragem submandibular ao longo do aspeto lingual do bordo inferior da mandíbula era mais fácil. Foi introduzida uma pinça de artéria longa através da incisão submandibular, para agarrar o catgut crómico que segurava o temporal. O retalho foi dobrado para dentro da cavidade articular e guiado entre a superfície medial do ramo e a borda anterior do músculo pterigóideo medial, tomando cuidado com o nervo mandibular adjacente e as artérias faciais e maxilares. A borda distal do retalho muscular foi suturada aos tecidos submandibulares, ao platisma e à fáscia profunda e ao periósteo no lado medial da mandíbula para fornecer ancoragem submandibular (Fig. 34). Obteve-se hemostase, colocou-se um dreno de sucção durante 24 a 36 horas e a ferida foi fechada por camadas.

Concluiu que o retalho do músculo temporal foi considerado um material de interposição ideal devido à sua proximidade do local, bom fornecimento vascular, facilidade de acesso à área do côndilo e risco mínimo de lesão nervosa. A ancoragem submandibular do retalho largo do músculo temporal previne a reanquilose, inibindo a contração do retalho, e diminui a necessidade de fisioterapia rigorosa[36] .

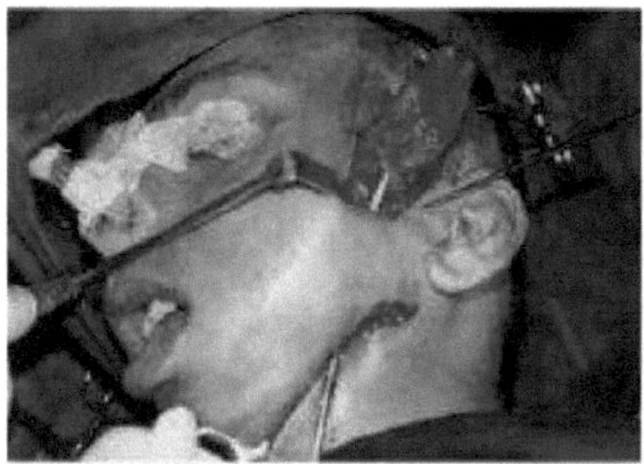

Fig. 33

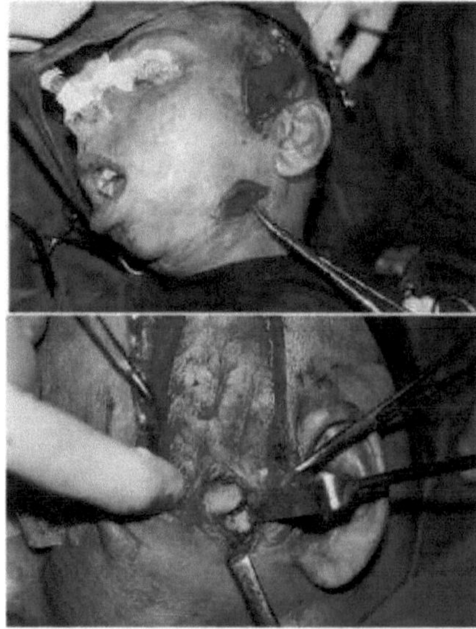

Fig. 34

CAPÍTULO 12. OSTEOGÉNESE DE DISTRACÇÃO DE TRANSPORTE COMO MÉTODO DE RECONSTRUÇÃO DA ARTICULAÇÃO TEMPOROMANDIBULAR APÓS ARTROPLASTIA DE GAP PARA ANQUILOSE PÓS-TRAUMÁTICA

Utilizou-se uma incisão pré-auricular em "Lazy-S" para abordar a região da ATM juntamente com o bordo posterior do ramo da mandíbula. A massa anquilótica foi ressecada, criando um espaço de mais de 1 cm, dependendo do tamanho da massa anquilótica, sem colocação de qualquer material de interposição. Num dos seis casos, foi utilizado um disco nativo deslocado medialmente para o recobrimento da fossa temporal; nos restantes cinco casos, a fossa glenoide não foi revestida por material de interposição, assumindo-se que haveria formação de um pseudo-disco ou capuz fibro-cartilagíneo sobre o bordo de ataque do segmento de transporte, tal como referido por outros autores. A MIO alcançada no intra-operatório foi de 35 mm, não sendo possível a realização de uma coronoidectomia ipsilateral e contralateral. Toda a superfície lateral do ramo e do ângulo foi exposta através da parte inferior da incisão acima mencionada. Os dentes foram colocados em oclusão com a mão e foi delineada uma osteotomia em "L invertido" no bordo posterior do ramo (25 mm para baixo a partir da incisura sigmoide, 10 mm anteriormente a partir do bordo posterior do ramo). O segmento dentro do "L invertido" torna-se o disco de transporte. O membro vertical do "L invertido" é desenhado paralelamente a um vetor que posicionará o disco de transporte na fossa glenoide. Inicialmente é feita uma corticotomia e, em seguida, são introduzidos dois pinos de Schanz, um no segmento distal e outro no segmento proximal, através de uma incisão na pele, e inseridos no osso numa posição pré-determinada para que o vetor se exerça. Após o período de latência, foi realizada distração de 0,5mm duas vezes ao dia até que houvesse contato entre o disco de transporte e a fossa glenoide, determinado radiograficamente, ou até que o paciente não sentisse aumento de pressão/dor na região da ATM (período de ativação). O osso regenerado foi deixado consolidar durante pelo menos 3 meses (período de consolidação) e durante este período o distractor actuou como um dispositivo de fixação externa. Todos os pacientes receberam fisioterapia durante o período de consolidação para melhorar a abertura da boca e também para induzir a remodelação funcional do disco de transporte para formar um neocôndilo.

CAPÍTULO 13. PAPEL DA OSTEOGÉNESE DE DISTRACÇÃO NA ANQUILOSE DA ATM E NA APNEIA OBSTRUTIVA DO SONO

A anquilose da articulação temporomandibular é uma causa comum de deformidade mandibular adquirida em crianças. Pode ser causada por uma variedade de causas, sendo o traumatismo e a infeção as mais comuns no grupo etário pediátrico. A anquilose temporomandibular de longa duração leva à lesão do côndilo com deficiência do corpo mandibular e do ramo. Nestes doentes, o trismo pode ser tratado através de condilectomia ou artroplastia de fenda ou por interposição de enxerto costocondral. É possível obter uma abertura bucal satisfatória com todos estes métodos, mas a deformidade mandibular necessita de um tratamento separado. A osteogénese de distração é um dos métodos mais utilizados para o alongamento mandibular e é o melhor para ser utilizado em pacientes com dentição mista. Foi utilizado na região da cabeça e pescoço depois de ter sido amplamente utilizado por ortopedistas para o alongamento de ossos longos[37]

A osteogénese de distração craniofacial (DO) é uma técnica fascinante de engenharia de tecidos endógenos que se tornou cada vez mais popular e revolucionou o tratamento de numerosas malformações craniofaciais congénitas e adquiridas.

No entanto, apenas alguns estudos clínicos e experimentais de imagiologia foram publicados[42] .

A osteogénese de distração foi realizada por P. Kessler em animais para descobrir os efeitos das forças de distração e da frequência de distração na regeneração óssea. Testou um osteodistrator hidráulico recentemente desenvolvido (Fig. 35) em 12 porcos, aos quais foi atribuída uma osteodistração contínua e intermitente da mandíbula após osteotomia. As forças necessárias para distrair a mandíbula foram registadas durante a distração intermitente. Todos os dados foram depois utilizados para a distração contínua do osso.

A osteodistração contínua resultou na regeneração intramembranosa do osso, enquanto a osteodistração intermitente causou a ossificação condroide na regeneração do osso.

A osteodistracção contínua provocou uma regeneração mais rápida e as forças de distração foram inferiores às da distração intermitente. Após um período de latência de 5 dias, foi iniciado o processo de distração. No grupo de distração intermitente, os distractores foram activados manualmente uma vez por dia a uma velocidade de 1,5 mm. Durante o período de distração ativa de 10 dias, foram registadas as pressões no sistema hidráulico. Foram efectuados exames semanais com ultra-sons para acompanhar e documentar o progresso da distração[43] (Fig. 36).

Com todos estes avanços, Leonard Kaban apresentou outro protocolo no qual incluiu a osteogénese de distração em 2009. Também considerou a anquilose em pacientes pediátricos, porque as crianças são mais apreensivas em relação a cuidados e tratamentos adequados. De acordo com ele, o novo protocolo consiste em:

1) Excisão agressiva da massa anquilótica fibrosa e/ou óssea,

2) Coronoidectomia do lado afetado

3) Coronoidectomia no lado contralateral, se os passos 1 e 2 não resultarem numa abertura incisal máxima superior a 35 mm ou ao ponto de deslocação da ATM não afetada

4) Revestimento da ATM com um retalho miofascial do temporal ou com o disco nativo, se este puder ser recuperado

5) Reconstrução da unidade do côndilo do ramo com osteogénese de distração ou enxerto costocondral e fixação rígida, e

6) Mobilização precoce da mandíbula. Se for utilizada a osteogénese de distração para reconstruir a unidade do côndilo do ramo, a mobilização começa no dia da operação. Nos pacientes submetidos a reconstrução com enxerto costocondral, a mobilização começa após 10 dias de fixação maxilomandibular.

7) Por fim, todos os doentes são submetidos a uma fisioterapia agressiva.

A anquilose da articulação temporomandibular (ATM) em crianças é pouco frequente e é um dos problemas mais difíceis e complexos tratados pelos cirurgiões orais e maxilofaciais. A anquilose não é apenas um desafio para tratar de uma perspetiva técnica, mas, em crianças, o cirurgião também deve considerar os efeitos potenciais do tempo e do crescimento (ou seja, a quarta dimensão) no resultado. O desenvolvimento cognitivo e emocional do doente e o papel dos pais são outros factores que podem afetar a gestão e os resultados do tratamento em crianças.

A anquilose da ATM no doente pediátrico conduz frequentemente a deformações faciais, a dificuldades de mastigação e de deglutição e a uma má higiene oral. Em alguns casos, sobretudo se se tratar do primeiro filho, os pais podem não se aperceber do défice funcional devido à capacidade da criança para compensar e manter a fala e a alimentação. O protocolo de tratamento pode ser explicado resumidamente da seguinte forma:

Procedimento:

Excisão de massa anquilótica

É efectuado da mesma forma que no protocolo do kaban anterior.

Figura 37. A mostra a incisão pré-auricular proposta, com a extensão coronal assinalada a vermelho. A Figura 37.B mostra o côndilo fundido à fossa glenoide com anquilose fibro-óssea. A Figura 37.C mostra a massa anquilótica e o processo coronoide excisados e a Figura 37.D mostra a peça cirúrgica que consiste na massa anquilótica (direita) e num fio ligado ao processo coronoide (esquerda) para facilitar a sua remoção.

A Figura 38.A mostra o retalho temporal delineado com verde malaquite, enquanto a Figura 38.B é uma imagem dissecada da ATM, e a Figura 38.C mostra o retalho temporal elevado e rodado sobre o arco zigomático. A Figura 38.D mostra o retalho a revestir a fossa glenoide e suturado ao tecido mole medial.

Após a interposição do retalho temporal, o enxerto costocondral é colhido com não mais de 1 a 2 mm de capa cartilaginosa. A Figura 39.B mostra o retalho temporal revestindo a fossa glenoide e o enxerto costocondral fixado no local.

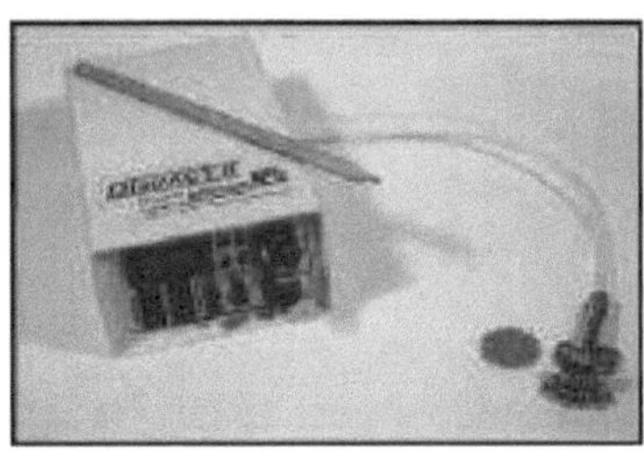

Fig. 35

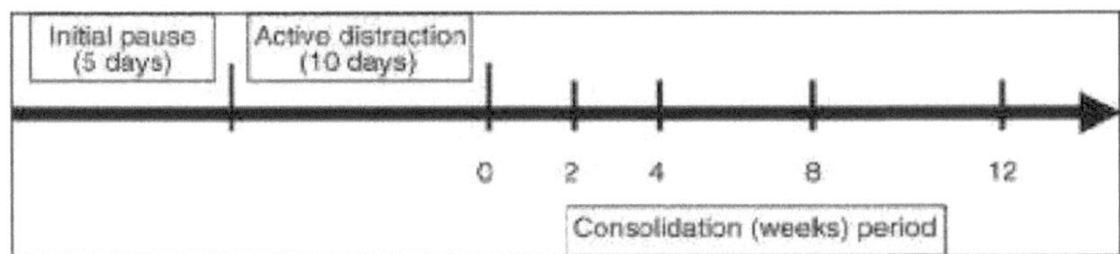

Fig. 36: Diagrama do protocolo do procedimento experimental

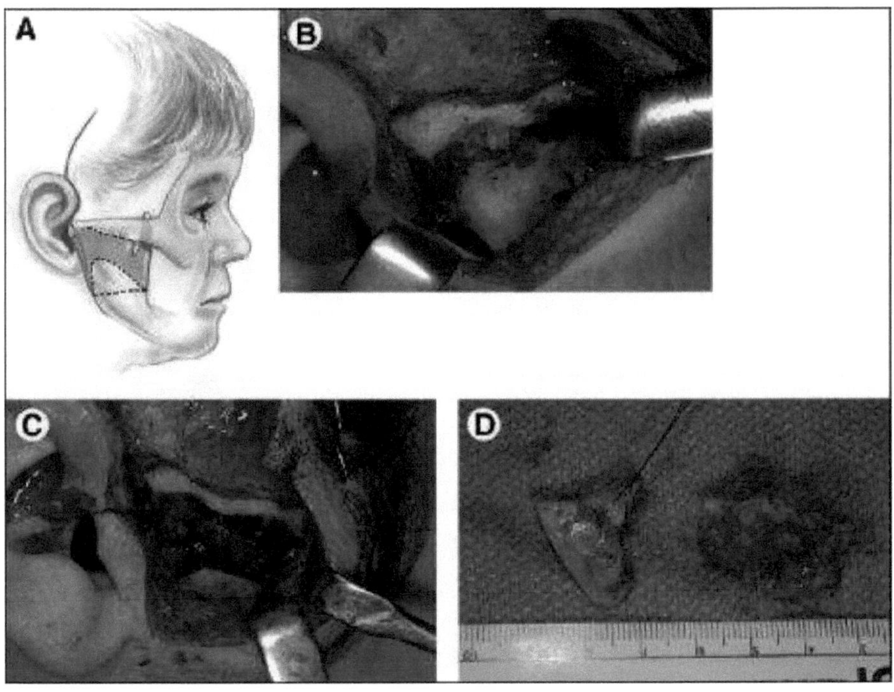

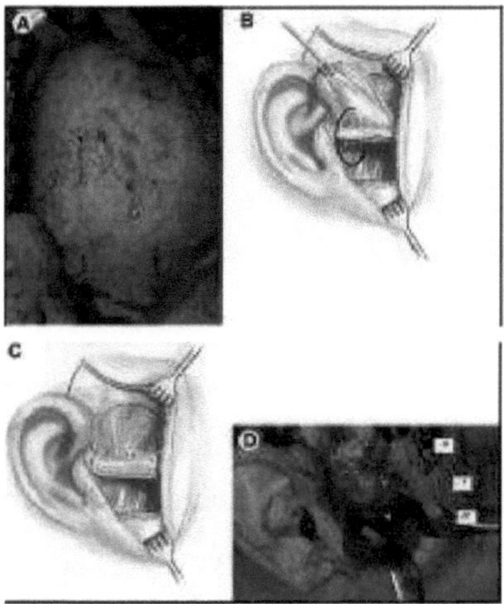

Fig. 38: TM- Porção profunda do músculo temporal; TF- Retalho do temporal; GF, aspeto medial da fossa glenoide.

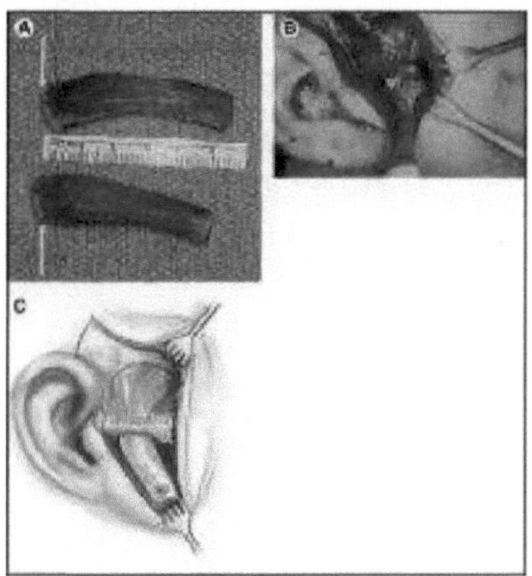

Fig. 39

Reconstrução com DO

O protocolo é o mesmo que o descrito na secção anterior, exceto na fase de reconstrução. Após a mobilização da mandíbula e o revestimento da fossa com o retalho da fáscia do músculo temporal ou com o disco nativo, o coto mandibular é remodelado para o tornar estreito e arredondado na parte superior.

Uma corticotomia é criada distalmente, deixando osso suficiente para servir como um disco de transporte. O dispositivo de distração é fixado, a corticotomia é completada e a mobilidade do segmento é testada activando o dispositivo de distração unidirecional semi-enterrado (Fig. 40). A ferida é então fechada em camadas. A distração ativa começa 2 a 4 dias após a operação a uma taxa de 1 mm/dia com um ritmo de 2 ou 4 activações diárias. Quando o disco de transporte entra em contacto com a base do crânio, a distração é interrompida para não criar pressão sobre o retalho ou o disco que reveste a articulação. As vantagens da reconstrução com o DO de transporte são a ausência de morbilidade no local doador e a possibilidade de iniciar a fisioterapia no dia da operação. Após a libertação do MMF (para os doentes reconstruídos com o CCG) e no pós-operatório imediato para os doentes reconstruídos com DO, inicia-se o programa de fisioterapia. Consiste na abertura ativa da dobradiça e em excursões laterais combinadas com alongamento manual dos dedos em frente a um espelho. Os exercícios são efectuados 4 vezes por dia durante 3 a 5 minutos. Às 6 semanas de pós-operatório, a dieta passa a incluir alimentos sólidos e o "Thera- Bite Jaw Rehabilitation System" é utilizado 4 a 5 vezes por dia durante 3 a 5 minutos. O programa de fisioterapia também inclui calor, massagem e mastigação de pastilhas elásticas. Se o doente não conseguir atingir a MIO intra-operatória documentada, ou se a MIO não mostrar sinais de melhoria às 6 a 8 semanas, a mandíbula deve ser esticada com o doente sob anestesia geral. A utilização do TheraBite 3 a 4 vezes por dia, a mastigação de pastilhas elásticas e os exercícios de alongamento dos dedos devem ser continuados durante 1 ano, e os doentes devem ser seguidos de perto durante pelo menos 1 ano[44] . (Fig. 40)

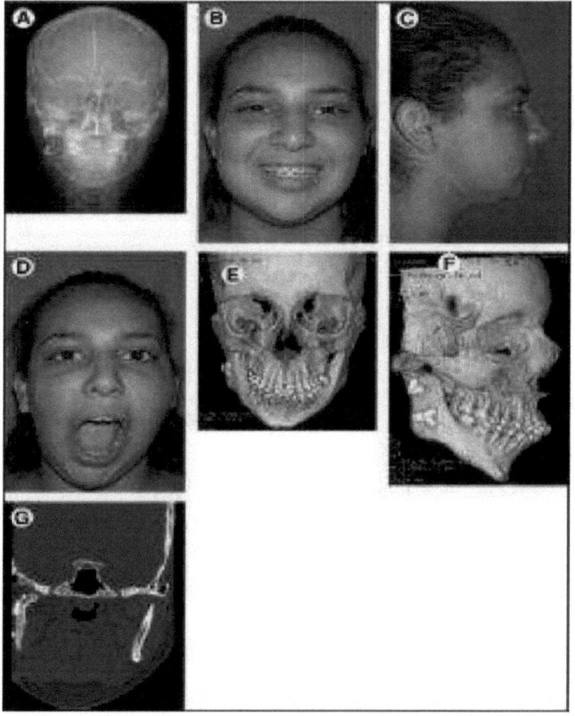

Fig. 40

Apneia do sono:

O que é a Apneia Obstrutiva do Sono?

A apneia obstrutiva do sono é uma condição em que o fluxo de ar pára ou diminui durante a respiração enquanto se está a dormir porque a via aérea se tornou estreita, bloqueada ou flácida (Fig. 41 e 42). E uma pausa na respiração é chamada de episódio de apneia. Uma diminuição do fluxo de ar durante a respiração é designada por episódio de hipopneia. Quase toda a gente tem breves episódios de apneia enquanto dorme. Uma pessoa que sofre de apneia obstrutiva do sono muitas vezes não se apercebe dos episódios de apneia durante a noite.

Sintomas:

Uma pessoa com apneia obstrutiva do sono começa normalmente a ressonar fortemente pouco depois de adormecer. Muitas vezes, o ressonar torna-se mais forte. O ressonar é então interrompido por um longo período de silêncio durante o qual não há respiração. Segue-se um ronco alto e um suspiro, quando a pessoa tenta respirar.

Muitas pessoas acordam aborrecidas de manhã e sentem-se sonolentas ou sonolentas ao longo do dia. A isto chama-se sonolência diurna excessiva (SDE).

As pessoas com apneia do sono podem:

- Agir com mau humor, impaciência ou irritação

- Ser esquecido

- Adormecer enquanto trabalha, lê ou vê televisão

- Sentir-se sonolento durante a condução, ou mesmo adormecer durante a condução

- Tem dores de cabeça difíceis de tratar

Problemas que podem ocorrer com esta doença:

- Depressão que se agrava

- Comportamento hiperativo, especialmente em crianças

- Inchaço das pernas (se grave).

Fisiopatologia (Fig. 43)

Três factores que desempenham um papel significativo no desenvolvimento da AOS são:

1. Redução das forças de dilatação dos dilatadores da faringe

2. A pressão inspiratória negativa gerada pelo diafragma.

3. Anatomia anormal das vias aéreas superiores, o elemento mais eficazmente tratado por cirurgia.

A natureza multifatorial desta doença pode explicar por que razão os procedimentos cirúrgicos nas vias respiratórias superiores resolvem frequentemente o problema do ressonar, mas não resultam necessariamente na eliminação completa da AOS. Os locais mais comuns de obstrução estão localizados na faringe. Os músculos da via aérea superior, incluindo o esterno-hióideo, o genioglosso e o tensor do véu palatino, trabalham em sinergia para dilatar ou enrijecer a via aérea extratorácica e manter o seu calibre. O colapso da via aérea ocorre frequentemente quando os pacientes dormem de costas e a base da língua encosta-se à parede posterior da faringe e ao palato mole. O tecido alongado ou excessivo do palato mole, a língua volumosa, a úvula aumentada, as amígdalas grandes e a mucosa faríngea redundante são as causas mais comuns de ressonar e de apneia obstrutiva do sono. Juntamente com o estreitamento da via aérea, é necessário um aumento da pressão inspiratória para manter uma ventilação adequada.

Um vácuo virtual na inspiração promove um maior colapso da via aérea superior, que frequentemente tem um tónus fraco em doentes que ressonam ou têm apneia obstrutiva do sono devido a traumas vibratórios repetidos[46] .

Existem muitas opções de tratamento diferentes que têm como objetivo aliviar os sintomas da apneia do sono. Estas incluem máquinas que apoiam a respiração durante a noite, cirurgia, medicação e outras ajudas especiais. Para alguns destes tratamentos, existem provas científicas de que podem ajudar as pessoas com apneia do sono. Mas quando a apneia do sono é acompanhada de retrognatismo, o melhor tratamento é a Osteogénese de Distração.

Com a osteogénese de distração, há um avanço lento e controlado dos segmentos portadores de dentes dos maxilares que permite a regeneração no local de distração e o crescimento do envelope de tecido mole circundante ao longo do vetor de distração.

A osteogénese de distração é classicamente dividida em quatro fases: cirurgia, distração, consolidação e remoção do hardware. Em bebés e crianças pequenas, é geralmente defendida uma fase de atraso de 24 a 72 horas, enquanto nos adultos a distração é geralmente iniciada 5-7 dias após a osteotomia. Foram propostas várias taxas e ritmos de distração, mas a maioria dos autores concorda com uma taxa de 1 a 2 mm por dia. Uma vez atingido o avanço pretendido, inicia-se a fase de consolidação, que se prolonga por cerca do dobro do tempo necessário para a distração, frequentemente dois meses ou mais. A fase final da osteogénese de distração é a remoção da ferragem e a colocação da tala oclusal para ajudar na retenção. Foram relatadas distracções de até 25 mm e a recidiva após a distração pode ser menos significativa do que após a MMA convencional, particularmente com avanços maiores[46] .

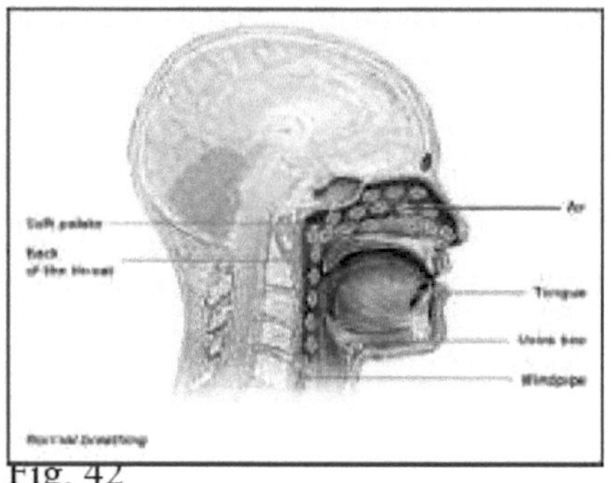

Fig. 42

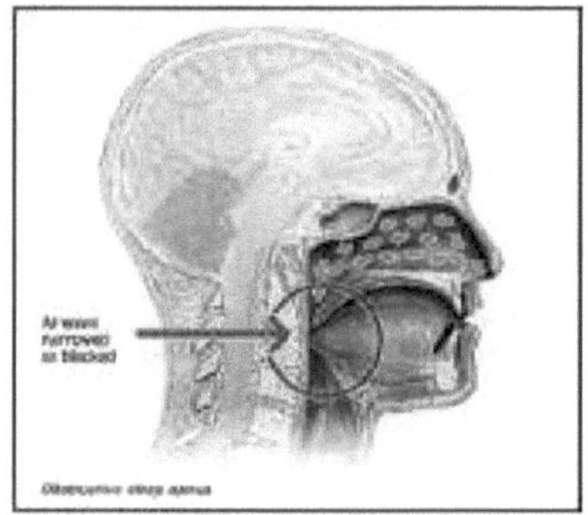

Fig. 41

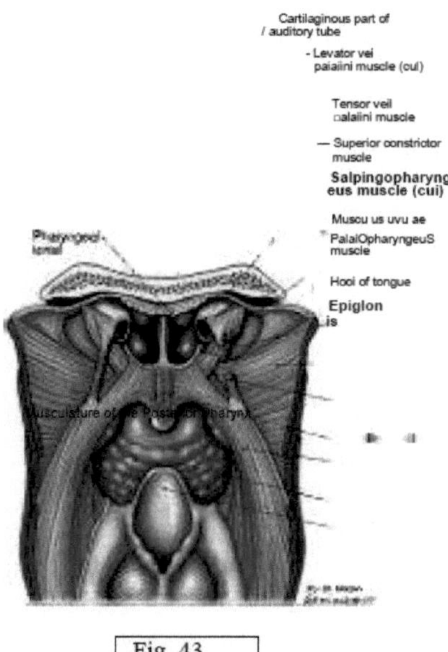

Fig. 43

Tratamento de paciente com apneia obstrutiva do sono induzida por anquilose da ATM: Protocolo cirúrgico em duas fases

A anquilose da ATM está amplamente associada a traumatismos, infecções locais ou sistémicas e doenças sistémicas como espondilites, artrite reumatoide ou psoríase, bem como após cirurgia da ATM. O tamanho reduzido da mandíbula e a sua posição

74

retruída provocam a deslocação da língua e a concomitante redução da via aérea orofaríngea, podendo levar à obstrução da via aérea superior e induzir apneia obstrutiva do sono.

O principal tratamento cirúrgico oferecido para a AOS tem como objetivo aumentar o espaço aéreo posterior, reduzir a colapsibilidade das vias aéreas e estabilizar as vias aéreas a longo prazo. A osteogénese de distração é utilizada para avanços consideráveis das mandíbulas hipoplásicas, tal como na anquilose da ATM, tendo também demonstrado ser eficaz na resolução da obstrução das vias aéreas superiores.

Por vezes, a abertura da boca em doentes com anquilose da ATM durante a fisioterapia dos maxilares também aumenta a colapsibilidade das vias aéreas superiores, mas é exacerbada se o doente tiver AOS concomitante, levando à apneia. A correção da micrognatia antes da libertação cirúrgica da anquilose da ATM não só corrigiria a AOS como, posteriormente, ajudaria na fisioterapia ativa dos maxilares pós-libertação. A fisioterapia ativa da mandíbula após a libertação é de extrema importância para prevenir a reanquilose e é fundamental para o sucesso da cirurgia de libertação da ATM.

O procedimento cirúrgico inclui a correção da AOS utilizando a distração mandibular bilateral. É feita uma incisão submandibular padrão sob anestesia geral e são fixados aparelhos de distração mandibular submersos intra-orais durante o procedimento. Após um período de latência de 5 dias, a distração é iniciada e executada a uma taxa de 1 mm/dia até se obter um alargamento satisfatório do espaço aéreo posterior, confirmado no cefalograma lateral. Após a conclusão do protocolo de distração para a anquilose da ATM, procede-se à libertação da anquilose da ATM, juntamente com a interposição de um retalho miofacial temporal, utilizando a incisão de Alkyat e Bramley modificada.

Os aparelhos de distração mandibular são removidos sob anestesia geral após um mínimo de 3 meses após a primeira cirurgia. A coronoidectomia contralateral é efectuada seguida de exercícios pós-operatórios agressivos para manter a abertura da boca imediatamente.

Quando este procedimento cirúrgico foi realizado em 2009 pela Dra. Neelam Andrade em 5 pacientes com anquilose da ATM, a distração da mandíbula levou a um aumento da proeminência do queixo e ao alongamento do corpo mandibular. A distração resultou numa melhoria drástica dos sintomas da AOS com ausência total de ressonar, episódios de despertar, sonolência diurna e sono na posição supina.

A adesão total do paciente é conseguida durante os exercícios agressivos de abertura da boca no pós-operatório, que estão programados para todos os pacientes após a segunda cirurgia, uma vez que os pacientes não tiveram uma sensação de engasgamento, inquietação, respiração ofegante ou episódios de apneia, que são todos indicativos de obstrução das vias aéreas superiores. A abertura interincisal aumentou, após a libertação da anquilose da ATM. No entanto, há alguns aspectos importantes que devem ser tidos em conta antes de se efetuar o exercício dos maxilares a um doente.

Pontos importantes:

1) A abertura da boca resulta num movimento dorsal das fixações ventrais dos músculos dilatadores das vias aéreas superiores, reduzindo o comprimento destes músculos, o que leva a uma diminuição da sua eficiência contrátil e da força de protrusão da língua por eles gerada, desestabilizando assim a faringe. Quando a boca está fechada em condições fisiológicas, a atividade neural dos músculos ligados à mandíbula e ao osso hioide pode atuar no sentido de estabilizar a via aérea superior.

2) A abertura da boca estreita o lúmen da faringe, uma vez que o movimento descendente da mandíbula está associado ao deslocamento posterior e à redução do espaço aéreo retroglossal.

3) O deslocamento posterior da mandíbula durante a abertura da boca leva à compressão do lúmen faríngeo pelos tecidos moles que circundam a via aérea. O aumento da colapsibilidade das vias aéreas superiores quando a boca está aberta resulta de mecanismos anatómicos e neuromusculares, o que é claramente visível no cefalograma lateral do doente.

Importância da Osteogénese de Distração antes da libertação da anquilose da ATM:

Em doentes com anquilose da ATM e AOS não corrigida, o agravamento de uma via aérea já comprometida leva a uma sensação de asfixia, inquietação ou episódios semelhantes a apneia durante os exercícios de abertura da boca - em comparação com uma boca fechada. A diminuição da PAS numa posição de boca aberta após a aplicação de um esticador da mandíbula pode levar à obstrução completa da via aérea superior se a mandíbula não tiver sido distraída. Uma vez que a adesão do doente ao exercício mandibular pós-operatório é afetada negativamente por estas dificuldades, a probabilidade de ocorrer reanquilose nestes doentes aumenta devido à consequente falta de fisioterapia. A correção da AOS através da osteogénese de distração mandibular bilateral, quando dada prioridade à libertação da ATM, deu melhores resultados e a adesão completa do doente é conseguida quando é feito o exercício de abertura da boca após a libertação. Assim, o protocolo cirúrgico modificado pode ser considerado vantajoso em relação à libertação e distração simultâneas[48] .

RESUMO

Os doentes com anquilose da ATM apresentam vários sinais e sintomas, como restrição da abertura da boca, má higiene oral, má oclusão com assimetria facial e apneia obstrutiva do sono. Também leva à falta de auto-confiança e autoestima. O tratamento da anquilose da ATM requer o restabelecimento da forma mandibular correcta, do comprimento, da dimensão vertical e da estabilidade oclusal com movimentos articulares satisfatórios. Assim, o tratamento da anquilose da ATM requer uma correção funcional e estética.

Os doentes com anquilose da ATM podem ser tratados com condilectomia e/ou substituição do côndilo por um enxerto costocondral autógeno ou substituição da articulação por próteses condilares acrílicas ou metálicas feitas à medida. Também foram efectuados outros procedimentos, como a artroplastia de fenda, mas com a desvantagem da reanquilose. Este procedimento foi substituído pela técnica de artroplastia de fenda interposicional utilizando vários materiais autógenos e aloplásticos, como o músculo temporal, o segundo metatarso vascularizado livremente, enxerto de pele de espessura total e implante de silicone. Mais recentemente, a osteogénese de distração é uma técnica que ganhou popularidade, uma vez que o próprio osso do doente é guiado e autorizado a crescer numa direção desejada utilizando um distractor, sendo de grande importância no tratamento de doentes com anquilose da ATM.

Com a revisão acima, pode-se entender que muitas tentativas foram feitas para o tratamento da anquilose da ATM. Desde abordagens não-cirúrgicas e conservadoras, como a tração, até à terapia cirúrgica, como a condilectomia, a artroplastia de fenda interposicional com vários materiais, têm proporcionado resultados adequados e aceitáveis no tratamento da anquilose da ATM, que também corrige a apneia obstrutiva do sono induzida pela anquilose da ATM.

Hoje em dia, com tentativas holísticas feitas por uma equipa de cirurgiões ortopédicos com cirurgiões orais e maxilofaciais, assistidos pós-cirurgicamente por fisioterapeutas e qualidade de vida em doentes tratados com anquilose da ATM.

REFERÊNCIAS

1. Belmiro Cavalcanti do Egito Vasconcelos , Gabriela Granja Porto , Ricardo Viana Bessa-Nogueira, Mirella Marques Merces do Nascimento Tratamento cirúrgico da anquilose da articulação temporomandibular: Acompanhamento de 15 casos e revisão da literatura. *Med Oral P Patol Oral Cir Bucal.* 2009 Jan 1;14 (1):E34-8.

2. Humphry G. Excisão do côndilo. Lower Jaw *Assoc Med J* 1856;4:61

3. Handerson M, Nova anquilose da mandíbula. *Surg Gynaec Obst* 1918;27:45

4. M. Dorrance, Douglas Webster , Arthroplasty upon the temporomandibular Joint. *Anais de Cirurgia,* 1924

5. Limpert J. Anquilose da ATM. *Arch Otolaryngol* 1938; 28:42

6. Dingman, Moorman WC. Menisectomia no tratamento de lesões da ATM. *J Oral Surg* 1951; 9:214-224

7. Stuteville R, Lanfranchi W. Reconstrução cirúrgica da ATM. *Am J Surg* 1955; 90: 940.

8. Robert W. Christensen Correção cirúrgica da anquilose bilateral completa da mandíbula: Relato de um caso. *Oral Surgery, Oral Medicine, Oral Pathology* Volume 8, Número 12, dezembro de 1955, Páginas 1235-1244.

9. M. Franklin Dolwick e David P. Kretzschmar Morbidade associada às abordagens pré-auricular e perimeatal da articulação temporomandibular. *Journal of Oral and Maxillofacial Surgery* Volume 40, Número 11, novembro de 1982, Páginas 699-700.

10. Ellis EI. Complicações das fracturas do côndilo. *Int J Oral Maxillofac Surg* 1998. 27:255-257

11. Patnaik V.V.G, Singla R.K e Bala Sanjus. Incisões cirúrgicas - as suas bases anatómicas: Parte 1 - Cabeça e Pescoço. *Jornal da Sociedade Anatómica da Índia.* Vol. 49, No. 1 (2000-01 - 2000-06).

12. Kaban LB, Bertolami CN. O papel da tomografia computadorizada no diagnóstico da anquilose da ATM. *J Oral Surg* 1981; 39: 370-372.

13. Tucker MR, Guildford WB, Thomas PM. Versatilidade da tomografia computorizada para avaliação de hipomobilidades mandibulares. *JMaxillofac Surg* 1986;14: 89-92.

14. Aggarwal S, Mukhopadhyay S, Berry M, Bhargava S. Bony ankylosis of the TMJ: A computed tomography study. *Oral Surg Oral Med Ora Pathol* 1990;69: 128-132.

15. Kaban LB, Perrott DH, Fischer K. Um protocolo para o tratamento da anquilose da ATM. *J Oral Maxillofac Surg* 1990;48: 1145-1151.

16. EI Labban NG, Harris m, Hopper C, Barbar P. Alterações degenerativas nos músculos masseter e temporal na abertura limitada da boca e na anquilose da ATM. J *Oral Pathol Med* 1990; 19: 423-425.

17. Pogrel MA, Kaban LB. Abordagem da ATM com retalho bicoronal. *Int Oral Maxillofac Surg* 1991; 20: 219-222.

18. Orhan Guven. Um estudo clínico sobre a anquilose da articulação temporomandibular *Auris Nasus Larynx* janeiro de 2000; 27(1): 27-33

19. Pickerill HP. Anquilose da mandíbula: restauração da articulação com enxerto de cartilagem: uma nova operação Aust *N Z J Surg* 11:197-206, 1942.

20. Zhou Lei. Interposição de enxerto de cartilagem auricular após cirurgia de anquilose da articulação temporomandibular em crianças. *J Oral Maxillofac Surg* 2002; 60: 985-987,

21. Canaday JF. Um relatório adicional sobre alguns dos usos do enxerto de cutis em cirurgia reparadora. *Am J Surg 1945;* 67: 238

22. G. Dimitroulis: O enxerto interposicional de derme-gordura no tratamento da anquilose da articulação temporomandibular. *Int. J. Oral Maxillofac. Surg.* 2004; 33: 755760.

23. Longrace JJ, Gilby RF. Outras observações sobre a utilização de enxerto de cartilagem autógena na artroplastia da ATM. *Plast Reconstr Surg* 1952; 10:238

24. Umeda H, Kaban LB, Pogrel MA, Stern M. Viabilidade a longo prazo do retalho

do músculo temporal/fascia utilizado para a reconstrução da ATM. *J Oral Maxillofac Surg* 1993; 51: 530-533.

25. Omura S, Fujita K. Modificação do retalho do músculo temporal e da fáscia para o tratamento da anquilose da ATM. *J Oral Maxillofac Surg* 1996; 54: 794- 795.

26. Chossegros C, Guyot L, Cheynet F. Comparação de diferentes materiais para artroplastia de interposição no tratamento da anquilose da ATM: Acompanhamento a longo prazo de 25 casos. *Brit J Oral Maxillofac Surg* 1991; 35: 157-160.

27. Gunaseelan R. Reconstrução condilar em anquilose extensa da ATM em adultos usando segmento ressecado como auto-enxerto. *Int J Oral Maxillofac Surg* 1997; 26: 405407.

28. Ellen Wen-Ching Ko, Chiung-Shing Huang e Yu-Ray Chen, Reconstrução da Articulação Temporomandibular em Crianças Utilizando Enxertos Costocondrais. *J Oral Maxillofac Surg* 1999; 57:789-798,

29. L. C. Manganello-Souza e P. B. Marian Anquilose da articulação temporomandibular: Relato de 14 casos, *Int. J. Oral Maxillofac. Surg.* 2003;32: 2429,2002.

30. B. Speculand, R. Hensher e D. Powell, Substituição protética total da ATM: experiência com dois sistemas 1988-1997. *British Journal of Oral and Maxillofacial Surgery* 2000 ; 38: 360-369.

31. C. Chossegros, L. Guyot, E Cheynet, J. L. Blanc, P. Cannoni. Interposição de enxerto de pele de espessura total após cirurgia de anquilose da articulação temporomandibular. Um estudo de 31 casos *Int. J. OralMaxillofac. Surg* 1999; 28:330 334.

32. H. Matsuura, H. Miyamoto, N. Ogi, K. Kurita, A. N. Goss: O efeito da artroplastia de gap na anquilose da articulação temporomandibular: um estudo experimental. *Int. J. OralMaxillofac. Surg.* 2001; 30: 431-437.

33. N. R. Saeed, J. N. Kent: Um estudo retrospetivo do enxerto costocondral na reconstrução da ATM. Int. J. Oral Maxillofac. Surg. 2003; 32: 606-609.

34. Restauração funcional através de artroplastia de gap na anquilose da articulação temporomandibular Ajoy Roychoudhury *Oral Surg Oral Med Oral Pathol Oral Radiol Endod* 1999; 87:166-9.

35. Peter Donkor; ostectomia intra-articular do ramo combinada com enxerto costocondral para o tratamento de anquilose recorrente da mandíbula. *British Journal of Oral and Maxillofacial Surgery* 2006;44: 497-500.

3 6.S. M. Balaji: Modified temporalis anchorage in craniomandibular reankylosis. *Int. J. Oral Maxillofac. Surg.* 2003; 32: 480-485.

37. Krishna Rao, Sudhir Kumar, Vijay Kumar, Arun Kumar Singh, Sudhir Kumar Bhatnagar, O papel da artroplastia simultânea e da osteogénese de distração no tratamento da anquilose da articulação temporo-mandibular com deformidade mandibular em crianças. *Jornal de Cirurgia Cranio-Maxilo-Facial* 2004; 32: 38-42

38. P. J. van Strijen, F. B. T. Perdijk, A. G. Becking, K. H. Breuning: Osteogénese de distração para avanço mandibular. *Int. J. Oral Maxillofac. Surg.* 2000; 29: 81-85.

39. Hongbo Yu, Guofang Shen, Shilei Zhang e Xudong Wang. Artroplastia Gap combinada com osteogénese de distração no tratamento de anquilose unilateral da articulação temporomandibular e micrognatia. *Jornal Britânico de Cirurgia Oral e Maxilofacial* 2009; 47: 200-204.

40. Hong YongLong, Gu Xiaoming, Feng Xinhua e Wang Yilin, Enxertos de Processo Coronoide Modificados Combinados com Osteotomia Sagital Dividida para Tratamento de Anquilose da Articulação Temporomandibular Bilateral. *J Oral Maxillofac Surg* 2002; 60:11-18.

41. Lindsey R. Douglas, J. Burton Douglass e Philip J. Smith, Osteogénese de distração mandibular intra-oral num paciente com micrognatia grave secundária a anquilose da ATM, utilizando um dispositivo com dente e osso (dispositivo PIT): Um Relato de Caso. *J Oral Maxillofac Surg* 2000; 58:1429-1433,

42. G. R. J. Swennen, C. Eulzer, F. Schutyser, C. Huttmann, H. Schliephake, Avaliação do regenerado de distração utilizando tomografia computorizada

quantitativa tridimensional *Int. J. Oral Maxillofac. Surg* 2005; 34: 64-73.

43. P. Kessler, F.W. Neukam, J. Wiltfang, Effects of distraction forces and frequency of distraction on bony regeneration *British Journal of Oral and Maxillofacial Surgery* 2005;43: 392-398.

44. Leonard B. Kaban, Carl Bouchard e Maria J. Troulis, Um protocolo para o tratamento da anquilose da articulação temporomandibular em crianças. *J Oral Maxillofac Surg* 2009; 67:1966-1978,

45. G C Rajkumar, Manjunath, R.Shashikala, D.VeerendraKumar Osteogénese de distração no tratamento da anquilose da articulação temporomandibular: série de casos. *Int. Journal of Clinical Dental Science* fevereiro de 2011 ;2(1)

46. Hillel D. Ephros, Mansoor Madam & Sumitra C. Yalamanchili. Surgical treatment of snoring & obstructive sleep apnoea (Tratamento cirúrgico do ressonar e da apneia obstrutiva do sono). *Indian J Med Res* fevereiro de 2010; 131: 267-276.

47. Katsnelson A, Markiewicz MR, Keith DA, Dodson TB. Tratamento cirúrgico da anquilose da articulação temporomandibular: uma revisão sistemática e meta-análise. *J Oral Maxillofac Surg.* 2012 Mar; 70(3):531-6.

48. Neelam Andrade, Kanchan R. Raikar. Gestão de pacientes com Apneia Obstrutiva do Sono induzida por Anquilose da ATM: um novo protocolo cirúrgico de 2 fases e relatório de 5 casos. *J. Oral andMaxillofac surg* 2009; 21: 27-32.

49. Peterson's Principles of Oral And Maxillofacial Surgery Second Edition, capítulo 47: 933

50. Textbook of Oral and Maxillofacial surgery, Neelima Malik: 2ª Edição.

51. Topazian RG. Etiologia da anquilose da articulação temporomandibular: análise de 44 casos. *J Oral Surg Anesth Hosp* ;22:227-233.

52. Ellis EI: Complicações das fracturas do côndilo. *Int J Oral Maxillofac Surg* 1998;27:255-257,

53. Laskin DM. O papel do menisco na etiologia da anquilose pós-traumática da

ATM. *Int J Oral Maxillofac Surg* 1978;7: 340-345,

54. Rowe NL. Fracturas dos maxilares em crianças, *J Oral Surg* 1969; 27:497-507.

55. El- Sheikh MM, Medra AM, Warda MH. Deformidade da face de pássaro secundária à anquilose bilateral da ATM, *J Craniomaxillofac Surg* 1996; 24:96-103,.

56. Aune Raustia, Hannu Pernu, Juhani Pyhtinen e Oikarinen. Achados Clínicos e Tomográficos Computadorizados em Enxertos Costocondrais Substituindo o Côndilo Mandibular. *J Oral Maxillofac Surg* 1996; 54:1393-1400.

57.Shah FR, Sharma RK, Hilloowalla RN et al: Considerações anestésicas sobre a anquilose da ATM com apneia obstrutiva do sono: relato de um caso. *J Indian Soc Ped Prevent Dent* 2002; 20:16-20.

58. Edward Ellis e Micheal F. Zide: Abordagens cirúrgicas ao esqueleto facial.

APÊNDICE

LISTA DE ABREVIATURAS

ANB - Angle between Point A, Nasal spine and Point B

CT - Computed tomography

DO - Distraction osteogenesis

EDS - Excessive Daytime Sleepiness

MMF - Maxillomandibular Fixation

MP-H - Distance between mandibular plane and hyoid

OSA - Obstructive Sleep Apnea

PA - Posteroanterior

PNS-P - Posterior Nasal Spine to Most inferior and posterior point of soft palate RA - Rheumatoid Arthritis

SNA - Angle between Point A, Nasal spine and Sella tursica

SNB - Angle between Point B, Nasal spine and Sella tursica

TMJ - Temporomandibular joint

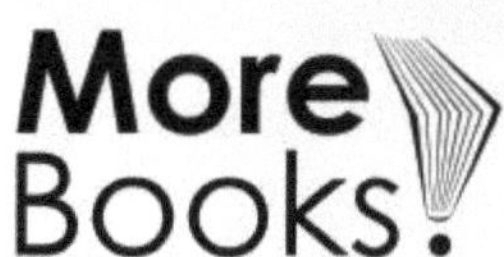

More
Books!

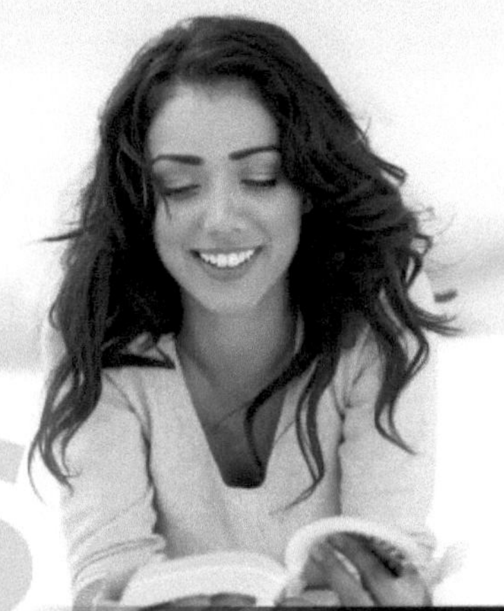

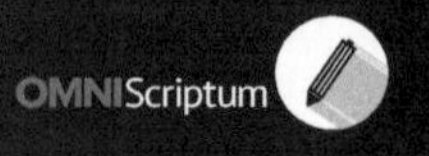

info@omniscriptum.com
www.omniscriptum.com
OMNIScriptum

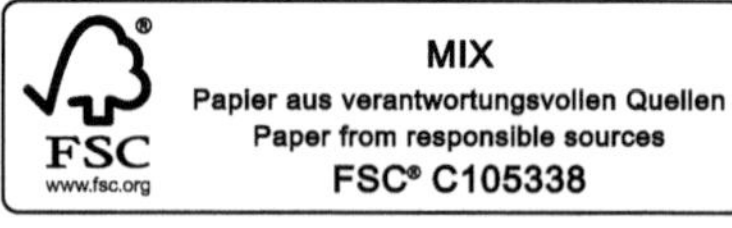

Printed by Books on Demand GmbH, Norderstedt / Germany